Gayatri Gandhe

Um manual de Snehana

Gayatri Gandhe

Um manual de Snehana

Imprint

Any brand names and product names mentioned in this book are subject to trademark, brand or patent protection and are trademarks or registered trademarks of their respective holders. The use of brand names, product names, common names, trade names, product descriptions etc. even without a particular marking in this work is in no way to be construed to mean that such names may be regarded as unrestricted in respect of trademark and brand protection legislation and could thus be used by anyone.

Cover image: www.ingimage.com

This book is a translation from the original published under ISBN 978-3-659-78549-8.

Publisher:
Sciencia Scripts
is a trademark of
Dodo Books Indian Ocean Ltd. and OmniScriptum S.R.L publishing group

120 High Road, East Finchley, London, N2 9ED, United Kingdom
Str. Armeneasca 28/1, office 1, Chisinau MD-2012, Republic of Moldova, Europe
Printed at: see last page
ISBN: 978-620-7-96622-6

Índice:

Um manual de Snehana

(Incluindo os pontos do IV Programa Profissional BAMS na disciplina Panchkarma, de acordo com as recomendações do CCIM)

Dr. Gayatri Gandhe

Capítulo 1
1. Snehana - Introdução geral

O significado literal de Sneha é Snigdha (untuoso). Snehana é um processo de criação de Snigdhata (untuosidade) no corpo.

Acredita-se que o corpo humano é constituído por um núcleo de Sneha, ou seja, gorduras (S.Chi.31/3). Prana é um termo atribuído a Jeevita (vida) (C.Su.11/2) e também a Bala (força) na Ayurveda (S.Su.46/507). Estes Prana dependem em particular de Sneha que, por sua vez, fornece um meio para tratar as perturbações que ocorrem no corpo e conservar o Prana (S.Chi.31/3). Sneha é a qualidade básica de Jala Mahabhuta que é utilizada para ligar substâncias.

Etimologia

- स्नेह: 'स्निग्ध' + घञ्, पु. (Vachaspatya)

- स्नेहन: 'स्निह' + 'णिच्' ल्युट् प्रत्यय, नपु. (Vachaspatya)

- तैलादिमर्दनेऽभ्यङ्गे (Rajnighantu)

"Sneha" é uma palavra Samskrut derivada de "Snih" Dhatu através do sufixo "Ghamy". Snehana é o arranjo Kriyatmaka (verbo) de 'Snih'Dhatu com o sufixo 'Nich'lyut pratyaya'.

Definição:

- स्नेहनं स्नेहविष्यन्दमार्दवक्लेदकारकम् (C.Su.22/11)

Snehana é um processo de geração de Sneha (untuosidade), Vishyanda (liquefação), Mardava (suavidade e elasticidade) e Kleda (aumento da propriedade Apya-aqua) no corpo.

Propriedades dos Sneha dravyas:

- द्रवं सूक्ष्मं सरं स्निग्धं पिच्छिलं गुरु शीतलम्

  प्रायो मन्दं मृदु च यत् द्रव्यं स्नेहनमुच्यते (C.Su. 22/15)

- गुरु शीत सर स्निग्ध मन्द सूक्ष्म मृदु द्रवम्

  औषधं स्नेहनं प्रायो........ (A.H.Su.16/1)

As substâncias que realizam a função de Snehana no corpo possuem as propriedades Snigdha, Guru, Sheeta, Mrudu, Drava, Picchil, Sara, Manda e Sukshma.

Snigdha

- यस्य क्लेदने शक्तिः स स्निग्धः (Hemadri)

- स्नेहोऽपां गुणविशेषः (B.P.)

- पृथव्यंबुगुणभूयिष्ठः स्नेहः (Su.Su.41/11)

- स्नेहमार्दवकृत् स्निग्धो बलवर्णकरस्तथा (Su.Su.46/516)

- स्निग्धरुक्षौ चक्षुषा (Su.Su.41/11)

Esta é a principal propriedade de Sneha-dravya. É percetível pela sensação visual. Apya e Parthiva Mahabhuta desempenham um papel especial no fabrico da propriedade Snigdha nas substâncias; no entanto, Sneha é uma propriedade exclusiva do elemento Apya (água). A propriedade de Snigdha tem quatro funções principais: gerar Sneha (untuosidade), Mardava (suavidade e elasticidade), Bala (força) e Varna (tez melhorada) no corpo.

Guru

- यस्य द्रव्यस्य बृंहणे शक्तिः स गुरु (Hemadri)

- गौरवं पार्थिवमाप्यं च ((R.V.A.3/116)

- तत्र द्रव्यं गुरु-स्थूल....... पार्थिवम् (A.H.Su.6/10)

- तत्र स्थूल गुरु मधुरमिति पार्थिवम् (Su.Su.41/4)

- सादोपलेपबलकृत् गुरुस्तर्पणबृंहणः (Su.Su.46/518) – सादोंऽगग्लानिः, उपलेपो मलवृद्धिः, बलं श्लेष्मा, तर्पणः तृप्तिजनकः, बृंहणो देहवृद्धिकरः (Dalhana on above)

- गुरुर्वातहरं पुष्टिश्लेष्मकृच्चिरपाकी च (B.P.)

Guru Guna significa peso em termos de atividade. As substâncias que demoram muito tempo a digerir no corpo possuem esta propriedade. Parthiva e Apya são componentes especiais das substâncias Guru. Estas substâncias induzem Angaglani (letargia) no corpo; aumentam quantitativamente Mala (resíduos); aumentam Kaphadosha; desenvolvem Trupti (saciedade) e ajudam a aumentar a massa corporal, ou seja, provocam Brumhana do corpo.

Sheeta

- स्तम्भने हिमः (Hemadri)

- द्रवस्निग्धशीतमन्दमृदुपिच्छिलरसगुणबहुलानि आप्यानि लघुशीतरुक्षखरविशदसूक्ष्मस्पर्शगुणबहुलानि वायव्यानि (C.Su.26/11)

- ह्लादनः स्तम्भनः शीतः मूर्च्छातृट्स्वेददाहजित् (Su.Su.46/515)

- तेषां मृदुशीतोष्णाः स्पर्शग्राह्याः (Su.Su.41/11)

Sheeta significa frio. Sheeta Guna é detetável pela sensação de tato. A propriedade Sheeta é possuída tanto por Apya como por Vayavya Mahabhuta. As substâncias que contêm Guna Drava, Snigdha, Manda, Mrudu, Picchil e Rasa (identificada pela sensação gustativa) associada a Sheeta têm predominância de Apya Mahabhuta, ao passo que as substâncias que têm Guna Laghu, Ruksha, Khara, Vishada, Sukshma e Sparsha (detectada pela sensação tátil) com Sheeta têm Vayu Mahabhuta como principal componente. A Guna Sheeta contida em substâncias produz Lhadana (gratificação e entusiasmo), Stambhana (mantém a melhor integridade dos tecidos do corpo em termos de equilíbrio hídrico e eletrolítico, etc.), Murcchajit (alivia as tonturas), Trut (reduz a sede), Sweda (diminui a transpiração) e Daha (alivia a sensação de ardor).

Mrudu

- यस्य द्रव्यस्य श्लथने शक्तिः स मृदुः (Hemadri)

- मृदुबहुलानि आप्यानि, ... मृदुबहुलानि आकाशात्मकानि (C.Su.26/11)

- शिथिलावयवत्वं मृदुत्वम् (Arunadatta)

- तेषां मृदुशीतोष्णाः स्पर्शग्राह्याः (Su.Su.41/11)

- दाहपाककरस्तीक्ष्णः स्रावणो मृदुरन्यथा (तीक्ष्णादन्यथा) (Su.Su.46/518)

Mrudu é uma propriedade que impõe suavidade e maleabilidade. É inerente às drogas com dominância de Apya, bem como Akasha Mahabhuta. É a propriedade que afrouxa os laços entre as partículas. Está implícita na sensação de tato. Segundo Sushruta, é oposta à Teekshna Guna que cria Daha (ardor), Paka (transformação) e Sravana (liberta as secreções dos tecidos). O karma Shlathana (afrouxamento dos laços) de Mrudu Guna parece mais adequado no que diz respeito ao karma Snehana.

Drava

- यस्य विलोडने शक्तिः स द्रवः (Hemadri)

- द्रवगुणबहुलानि आप्यानि (C.Su.26/11)

- द्रवः प्रक्लेदनः (Su.Su. 46/520)

- द्रवत्वं स्यन्दनकर्मकारणम् (B.P.)

- स्यन्दनकारकत्वं द्रवत्वम् (Arunadatta)

- द्रवः क्लेदकरो व्यापि (B.P.)

Drava é a propriedade que facilita a liquefação no corpo e, por conseguinte, circula em todo o corpo e suaviza o progresso de Snigdha Dravya e estimula a função de Snehana. É a caraterística inata do Apya Mahabhuta. Esta propriedade ajuda os Sneha Dravyas a fluir no corpo e a liquefazer Mala (resíduos) no corpo para eliminação.

Picchila

- यस्य लेपने शक्तिः स पिच्छिलः (Hemadri)

- पिच्छिलं आप्यम् (R.V. Su. 3-11-12)

- द्रवं पिच्छिलं ......प्रायः आप्यम् (Su.Su.41/4)

- द्रव पिच्छिल रसगुणबहुलानि आप्यानि (C.Su.26/11)

- पिच्छिलो जीवनो बल्यः सङ्घातः श्लेष्मलो गुरुः (Su.Su.46/517)

- सान्द्रं चिक्कणत्वं चकचकायमानं वा (Arunadatta)

- पिच्छिलः विशदो चक्षुःस्पर्शाभ्याम् (Su.Su.41/11)

Picchila é viscosa. É uma propriedade intrínseca de Apya Mahabhuta. É sentida através das sensações Chakshu (visual) e Sparsha (tátil). Desempenha a função essencial de ligação entre Rasa-Raktadi Dhatu, sustentando assim a continuidade da vida; fortalece, cria Sanghata (aumenta a massa através da ligação) e mantém a integridade dos tecidos do corpo; aumenta o Kapha Dosha no corpo e também amplifica o Guru Guna (peso) em virtude de todas as funções acima referidas.

Sara

- यस्य प्रेरणे शक्तिः स सरः (Hemadri)

- शीत... सर आप्यम् (Su.Su. 41/3)

- सरोऽनुलोमनः प्रोक्तः (Su.Su.46/522) – अनुलोमनो वातमलप्रवृत्तिः (डल्हण)

Sara é uma propriedade que ajuda a impulsionar. É uma caraterística de Apya Mahabhuta. Também é conhecida como Anulomana, ou seja, que se desloca na direção da gravidade. Assim, ajuda a evacuar suavemente os intestinos. Como parte de Sneha Dravya, esta propriedade ajuda a conduzir os componentes do Mala reunidos pela ação de outras Gunas para o local desejado.

Manda

- यस्य शमने शक्तिः स मन्दः (Hemadri)

- तत्र द्रव्याणि द्रव मन्द .. गुणबहुलानि आप्यानि (C. Su. 26/11)

- मन्दो यात्राकरः स्मृतः (Su.Su.46/522)

- चिरकारित्वं मन्दत्वम् (Arunadatta)

O Manda Guna é também uma caraterística intrínseca do Apya Mahabhuta que ajuda a equilibrar o Dosha e o Roga, segundo Hemadri. Arunadatta sugere que, em virtude desta propriedade, uma substância permanece em contacto com os tecidos do corpo durante Chirakala (mais tempo), auxiliando assim as funções de outras Guna.

Sukshma

- यस्य विवरणे शक्तिः स सूक्ष्मः (Hemadri)

- उष्ण सूक्ष्म बहुलानि आग्नेयानि, लघु सूक्ष्म बहुलानि वायव्यानि, मृदु सूक्ष्म बहुलानि आकाशात्मकानि (C.Su.26/11)

- सूक्ष्मस्तु सौक्ष्म्यात् सूक्ष्मेषु स्रोतःस्वनुचरः स्मृतः (Su.Su.46/524)

Sukshma é uma propriedade que ajuda na infiltração e difusão de Sneha Dravyas até aos mais ínfimos canais e tecidos do corpo. Esta propriedade é possuída por Agneya, Vayavya e Akasha Mahabhuta. Esta é uma propriedade muito importante de Snehadravya que permite que a função de Sneha seja alcançada de forma completa e em todo o corpo.

Capítulo 2
2. Snehabheda (tipos de Sneha)

Sr. nº.	Base	Tipos	Bheda
1	Yonibheda (com base na origem)	2	- Sthavara - Jangama
2	Karmukata (com base na utilidade)	3	- Shodhana • Xamã • Brumhana
3	Matra & Sneha Pachana Kala (com base na forma de dosagem e no tempo necessário para a digestão)	4	• Hrasiyasi • Hraswa • Madhyama • Uttama
4	Pakabheda (com base na preparação)	3	- Mrudu - Madhya - Khara
5	Upayoga (com base no modo de utilização)	2	- Aabhyantara - Bahya
6	Vishishtha bheda (com base na força)	2	- Accha - Vicharana
7	Samyoga (baseado em combinações)	3	- Yamaka - Trivrut - Mahan

Capítulo 3
3. Sneha Yoni (Fontes de Sneha)

- स्नेहानां द्विविधा सौम्य योनिः स्थावरजङ्गमाः (C.Su.13/9)

- तत्र द्वियोनिश्चतुर्विकल्पोऽभिहितः स्नेहः स्नेहगुणाश्च (Su.Chi.33/3) – द्वियोनिः

  द्विप्रकारकः (Dalhana)

O Sneha é obtido a partir de duas fontes básicas - Sthavara (origem vegetal) e Jangama (origem animal). Assim, o Sneha é classificado com base na sua origem em tipos Sthavara e Jangama.

Sthavara Sneha (Sneha derivado de origem vegetal)

- स्नेहानां द्विविधा सौम्य योनिः स्थावरजङ्गमाः

  तिलः प्रियालाभिषुकौ बिभीतकश्चित्राभयैरण्डमधूकसर्षपाः

  निकोचकाक्षोडकरञ्जशिग्रुकाः स्नेहाशयाःस्थावरसंज्ञिताः (C.Su.13/10)

- एते च आविष्कृततमत्वेन उक्ताः, तेन निम्बतैलादयो बोद्धव्याः (Chakra, Ayurveda Deepika)

Tila (sésamo), Priyala, Abhishuka, Bibhitaka, Chitra (Eranda ou Jaipal), Eranda, Madhooka, Sarshapa, Nikochaka, Akshoda, Karanja, Shigruka, etc. são algumas das fontes de onde se extraem Sneha (gorduras). Com os paradigmas destas Snehas comummente utilizadas, as Sneha extraídas de drogas como Nimba, Jyotishmati, etc., também devem ser consideradas.

Importância da Tila taila:

- सर्वेषां तैलजातानां तिलतैलं विशिष्यते, बलार्थं स्नेहने चाग्र्यम् (C.Su.13/12)

- सर्वेभ्यस्त्विह तैलेभ्यस्तिलतैलं विशिष्यते

  निष्पत्तेस्तद्गुणत्वाच्च तिलत्वमितरेष्वपि (Su.Su.45/130)

Tila Taila é o mais importante de todos os outros Sthavara Sneha. A nomenclatura de "Taila" deriva de "Tila". Contém todas as propriedades de Sneha. Convencionalmente, o termo Taila é aplicado a todos os outros tipos de Sthavara Sneha.

Importância da Eranda taila:

- एरण्डं तु विरेचने

  कटूष्णं तैलमैरण्डं वातश्लेष्महरं गुरु

  कषायस्वादुतिक्तैश्च योजितं पित्तहन्त्रपि (C.Su.13/13)

- एरण्डतैलं मधुरमुष्णं तीक्ष्णं दीपनं कटु कषायानुरसं सूक्ष्मं स्रोतोविशोधनं त्वच्यं वृष्यं

  मधुरविपाकं वयःस्थापनं योनिशुक्रविशोधनमारोग्यमेधाकान्तिस्मृतिबलकरं

  वातकफहरमधोभागदोषहरं च (Su.Su.45/114)

As propriedades da Eranda Taila são mencionadas separadamente no Snehadhyaya do Charaka Samhita. É utilizada para Virechana (purgação). As suas propriedades são Madhura-Katu-Ushna, Madhura Vipaka, Teekshna, Sukshma e Guru, pacificando assim Vata e Kapha.

É Tvachya (melhora a qualidade da pele e a tez), Vrushya (afrodisíaco), Vayasthapaka (aumenta a longevidade), Medha-Smrutikara (actua nas facetas do intelecto), Kantikara (aumenta o brilho), Balakara (fortalece) e é benéfico para Yoni e Shukra (actua nos órgãos do sistema genito-urinário). Combinado com os medicamentos Kashaya, Swadu e Tikta, pode também aliviar Pitta.

Sushrutacharya descreveu Sthavar Sneha com base em **"Karmukata"** - modo de ação (Su. Chi.31/5)

- **Virechana**:तिल्वकैरण्डकोशाम्रदन्तीद्रवन्तीसप्तलाशङ्खिनिपलाशविषाणिकागवाक्षीक

  म्पिल्लकशम्पाकनीलिनीस्नेहा विरेचयन्ति

Tilvaka, Eranda, Koshamra, Danti, Dravanti, Shankhini, Saptala, Palasha, Vishanika, Gavakshi, Kampillaka, Shampaka e Nilini Sneha são utilizados para efeitos de Virechana.

- **Vamana**: जीमूतककुटजकृतवेधनेक्ष्वाकुधामार्गवमदनस्नेहा वामयन्ति

Jeemutaka, Kutaja, Krutavedhana, Ikshvaku, Dhamargava, Madana Sneha são especificamente utilizados para a função de Vamana.

- **Shirovirechana**: विडङ्गखरमञ्जिरीमधुशिग्रुसूर्यवल्लीपीलुसिद्धार्थकज्योतिष्मतीस्नेहाः

  शिरो विरेचयन्ति

Vidanga, Kharamanjiri, Madhushigru, Suryavalli, Peelu, Siddharthaka, Jyotishmati Sneha são utilizados para Shiriovirechana (Shirovirechana Nasya principalmente).

- **Dushtavrana**:करञ्जपूतीककृतमालमातुलुङ्गेङ्गुदीकिराततिक्तकस्नेहा

  दुष्टव्रणेषूपयुज्यन्ते

Karanja, Putikaranja, Krutamala, Matulunga, Ingudi, Kiratatikta Sneha são utilizados em Dushta Vrana (feridas com complicações)

- **Mahavyadhi**: तुवरककपित्थकंपिल्लकभल्लातकपटोलस्नेहाः महाव्याधिषु

Tuvaraka, Kapittha, Kampillaka, Bhallataka, Patola etc. Sneha são úteis em Mahavyadhi como Kushtha, Prameha etc.

- **Mutrasanga**: त्रपुसैर्वारुककर्कारुकतुम्बीकूष्माण्डस्नेहा मूत्रसङ्गेषु

Trapusa, Ervaruka, Karkaruka, Tumbi, Kushmanda Sneha são utilizados em Mutra-sanga

- **Ashmari**: कपोतवङ्काबल्गुजहरीतकीस्नेहाः शर्कराश्मरीषु

Brahmi, Bakuchi, Haritaki Sneha são utilizados em Sharkara, Ashmari, etc.

- **Prameha**: कुसुम्भसर्षपातसीपिचुमर्दातिमुक्तकभाण्डीकटुतुम्बीकटभीस्नेहाः प्रमेहेषु

Kusumbha, Sarshapa, Atasi, Nimba, Atimuktaka, Bhandi, Katutumbi, Katbhi, etc. são utilizados em Prameha

- **Pittasansrushta Vayu**: तालनारिकेलपनसमोचप्रियालबिल्वमधूकश्लेष्मातकाम्रातकफल-

  स्नेहाः पित्तसंसृष्टे वायौ

Tala, Narikela, Panasa, Mocha, Priyala, Bilva, Madhooka, Shelshmantaka, Amrataka, etc. são utilizados na condição de Pittasamsrushta Vata

- **Krushnikarana**: बिभीतकभल्लातकपिण्डीतकस्नेहाः कृष्णीकरणे

Bibhitaka, Bhallataka, Pinditaka são utilizados para normalizar a cor da zona hipopigmentada

- **Pandukarana**: श्रवणकङ्गुकटुण्टुकस्नेहाः पाण्डुकरणे

Shravana, Kanguka, Tuntuka Sneha são utilizados para aclarar a hiperpigmentação

- **Dadru-Kitibha-Kushtha**: सरलपीतदारुशिंशिपागुरुसारस्नेहा दद्रुकुष्ठकिटिभेषु

Sarala, Pitadaru, Shishipa, Aguru Sneha são especificamente utilizados nas variantes Dadru e Kitibha de Kushtha

- सर्व एव स्नेहा वातमुपघ्नन्ति

Todos os tipos de Sneha aliviam especialmente o Vata viciado.

Propriedades de Taila

- मारुतघ्नं न च श्लेष्मवर्धनं बलवर्धनम्

त्वच्यमुष्णं स्थिरकरं तैलं योनिविशोधनम्   (C.Su.13/15)

Taila, em particular, diminui Vata; mas não aumenta Kapha. É boa para a pele (efeito hidratante), ou seja, Tvachya, Balavardhaka, ou seja, fortalece e Sthirakara (reduz as contracções, cãibras, tremores, etc., em partes do corpo) para os tecidos. Tem propriedades Ushna e Yonivishodhaka (ajuda a aliviar as perturbações do sistema genital feminino e a fortalecê-lo).

- तैलं त्वाग्नेयमुष्णं तीक्ष्णं मधुरं मधुरविपाकं बृंहणं प्रीणनं व्यवायि सूक्ष्मं विशदं गुरु सरं विकासि वृष्यं त्वक्प्रसादनं मेधामार्दवमांसस्थैर्यवर्णबलकरं चक्षुष्यं बद्धमूत्रं लेखनं तिक्तकषायानुरसं पाचनम् अनिलबलासक्षयकरं क्रिमिघ्नमशितपित्तजननं योनिशिरःकर्णशूलप्रशमनं गर्भाशयशोधनं च, तथा छिन्नभिन्नविद्धोत्पिष्टच्युतमथितक्षतपिच्चितभग्नस्फुटितक्षाराग्निदग्धविश्लिष्टदारिता भिहतदुर्भग्नमृगव्यालविदष्टप्रभृतिषु च परिषेकाभ्यङ्गावगाहादिषु तिलतैलं प्रशस्यते (Su.Su.45/112)

De acordo com Sushruta, a Taila é predominantemente Agneya, Ushna, Teekshna, Madhura-Tikta-Kashaya em Rasa e Madhura em Vipaka, Sukshma, Vishada, Guru, Sara, Vyavayi e Vikasi em propriedades. Deste modo, desempenha as funções de Brumhana (aumento de peso), Preenana (hidratação), Vrushya (afrodisíaco) e Tvakprasadana (bom para a pele), intensificando Medha (agarrar) -Mardava (suavidade) -Mamsadhatu-Sthairya-Varna (tez) e Bala (força e imunidade). É Chakshushya (bom para os olhos), Baddhamutra (reduz a quantidade e a frequência urinária), Lekhana, Pachana, Vata-Kapha kshayakara, Krimighna, reduz Shula (dor) na região de Yoni, Shira e Karna; é purificador de Garbhashaya (tecido uterino). A Tila-taila é especialmente útil em partes do corpo feridas devido a diferentes tipos de feridas como Cchinna, Bhinna, Viddha, Utpishta, Chyuta, Mathita, Kshata, Picchita, Bhagna, Sphutita, Kshara-Agni Dagdha, Vishlishta, Darita devido a traumatismos, cicatrização inadequada de fracturas, mordeduras de animais, etc. Deve ser utilizado através de vários métodos como Parisheka, Abhyanga, Avagaha, etc.

- यावन्तः स्थावराः स्नेहाः समासात्परिकीर्तिताः

सर्व तैलगुणा ज्ञेयाः सर्व चानिलनाशनाः (Su.Su.45/129)

Todos os tipos de Sthavara Sneha descritos são principalmente Vatanashaka em propriedade **Indicações para o uso de Taila:**

- प्रवृद्धश्लेष्ममेदस्काश्चलस्थूलगलोदराः

  वातव्याधिभिराविष्टाः वातप्रकृतयश्च ये

  बलं तनुत्वं लघुतां दृढतां स्थिरगात्रताम्

  स्निग्धश्लक्ष्णतनुत्वक्तां ये च काङ्क्षन्ति देहिनः

  कृमिकोष्ठाः क्रूरकोष्ठास्तथा नाडीभिरर्दिताः

पिबेयुः शीतले काले तैलं तैलोचिताश्च ये (C.Su.13/44-46)

- कृमिकोष्ठानिलाविष्टाः प्रवृद्धकफमेदसः

  पिबेयुस्तैलसात्म्याश्च तैलं दार्ढ्यार्थिनश्च ये १६ (Su.Chi.31/16)

- ग्रन्थिनाडीकृमिश्लेष्ममेदोमारुतरोगिषु

  तैलं लाघवदार्ढ्यार्थिक्रूरकोष्ठेषु देहिषु (A.H.Su.16/9)

Taila é o Sneha de eleição em condições de Kapha e Meda enormemente aumentados, Chala e Sthula Galabhaga e Udara, Vatavyadhi, Vataprakruti, Krumikostha, Krura Koshtha, Nadi (Bhagandara, Nadivrana, etc.), bem como as pessoas que desejam alcançar Bala, Tanutva (redução de peso), Laghuta, Drudhata, Sthiragatrata, Snigdha-Shlakshna-Tanu Tvak devem selecionar Taila para obter os efeitos desejados. O Taila deve ser consumido especialmente em Sheeta Rutu.

Modos de tratamento com Taila:

- तद्बस्तिषु च पानेषु नस्ये कर्णाक्षिपूरणे

  अन्नपानविधौ चापि प्रयोज्यं वातशान्तये (Su.Su.45/113)

Taila deve ser consumida com o objetivo de Vatashamana através de Basti, Pana, Nasya, Karna, Akshipurana e Anna-Pana Vidhi.

Jangama Sneha (Sneha derivado de origem animal)

- तथा स्युर्जङ्गमाः मत्स्यमृगाः सपक्षिणः

  तेषां दधिक्षीरघृतामिषं वसा स्नेहेषु मज्जा तथोपदिश्यते (C.Su.13/11)

Vários produtos de origem animal, como o leite, o ghee, o requeijão, a carne, a gordura, o tutano, etc., são utilizados como Jangama Sneha dravyas

Propriedades do Ghruta (ghee):

- घृतं पित्तानिलहरं रसशुक्रौजसां हितम्

  निर्वापणं मृदुकरं स्वरवर्णप्रसादनम् (C.Su.13/14-15)

Ghruta pacifica Pitta e Vata; é especialmente benéfico para Rasa e Shukra Dhatu e Ojasa. É Nirvapana (diminui Daha); Mrudukara (traz suavidade e elasticidade); melhora a textura da voz e da tez

- घृतं तु मधुरं सौम्यं मृदु शीतवीर्यमनभिष्यन्दि

  स्नेहनमुदावर्तोन्मादापस्मारशूलज्वरानाहवातपित्तप्रशमनमग्निदीपनं

  स्मृतिमेधाकान्तिस्वरलावण्यसौकुमार्यौजस्तेजोबलकरमायुष्यं वृष्यं मेध्यं वयस्थापनं गुरु

  चक्षुष्यं श्लेष्माभिवर्धनं पाप्मालक्ष्मीप्रशमनं विषहरं रक्षोघ्नं च (Su.Su.45/96)

De acordo com Sushruta, Ghruta é Madhura em Rasa, Sheeta Virya, Guru, Saumya, Mrudu, Anabhishyandi (não provoca aumento das secreções), Snehana, Udavarta- Unmada-Apasmara-Shula-Jvara-Anaha e Vata-Pitta Shamaka, Agnideepana, Smruti-Medha-Kanti-Swara-Lavanya-Saukumarya-Oja-Tejokara, Ayushyakara, Vrushya, Vayasthapaka, Chakshushya, Kaphavardhana, Vishahara e Rakshoghna.

- क्षीरघृतं पुनः संग्राहि रक्तपित्तभ्रममूच्छीप्रशमनं नेत्ररोगहितम् च (Su.Su.45/105)

Ghruta recolhido do leite é Sangrahi, Raktapitta-Bhrama-Murccha prashamana e especialmente valioso em Netraroga (doenças oftálmicas).

- सर्पिर्मण्डस्तु मधुरः सरो योनिश्रोत्राक्षिशिरसां शूलघ्नो बस्तिनस्याक्षिपूरणेषूपदिश्यते

  (Su.Su.45/106)

Ghrutamanda (camada líquida acima da parte grossa do Ghee) é Madhura em Rasa, Sara em propriedade e especificamente importante em Shula (dor) das regiões Yoni, Karna, Netra e Shira. Pode ser empregue através de Basti, Nasya e Akshipurana, etc.

Indicações para a utilização de ghee:

- वातपित्तप्रकृतयो वातपित्तविकारिणः

  चक्षुःकामा क्षताः क्षीणा वृद्धा बालास्तथाऽबलाः

  आयुःप्रकर्षकामाश्च बलवर्णस्वरार्थिनः

  पुष्टिकामाःप्रजाकामाः सौकुमार्यार्थिनश्च ये

  दीप्त्योजःस्मृतिमेधाग्निबुद्धीन्द्रियबलार्थिनः

  पिबेयुः सर्पिरार्तीश्च दाहशस्त्रविषाग्निभिः (C.Su.13/41-43)

Ghruta deve ser consumido por pessoas de Vata-Pitta Prakruti e Vata-Pitta Roga; in conditions of - Chakshukama (for improving eyesight), Kshata (healing of wound), Ksheena (emaciated), Vruddha (oldage), Bala (children), Durbala (weak), Ayuprakarshakama (longing for longevity),Bala-Varna-Swara Arthi (willing to improve body strength, Pushtikama (aumento da massa corporal), Prajakama (desejo de ter um filho), Saukumarya (graciosidade), Agnidipti, Oja-Smruti-Medha- Agni-Buddhi-Indriya Bala Vruddhi (melhoria das qualidades de imunidade-memória-agarramento-digestão-inteligência-órgãos sensoriais). As pessoas feridas devido a Shastra (arma), Visha (veneno), Agni (fogo), Daha (agentes corrosivos) devem fazer uso de Ghruta.

- तत्र धी-स्मृति-मेधा-अग्निकाङ्क्षिणां शस्यते घृतम् (A.H.Su.16/8)

Vagbhata defende o uso de Ghee para pessoas que querem melhorar várias caraterísticas do intelecto e Agni (metabolismo).

* रूक्षक्षतविषार्तानां वातपित्तविकारिणाम्

हीनमेधास्मृतीनां च सर्पि:पानं प्रशस्यते (Su.Chi.31/ 15)

Ghrutapana é especialmente útil em pessoas afectadas por Raukshya (vários graus de secura), Kshata (ferida, especialmente na região respiratória), Visha (toxina), Vata-Pitta Vyadhi e Medha e Smruti deteriorados (facetas do intelecto).

Ghrutasevana em Tridosha

* केवलं पैत्तिके सर्पि: वातिके लवणान्वितम्

देयं बहुकफे चापि व्योषक्षारसमाहितम् (Su.Chi.31/19)

A Ghruta simples deve ser utilizada nas afecções Pitta; a Ghruta Lavana Yukta (com sal) deve ser utilizada em Vata, enquanto que nas afecções Bahu Kapha, a Ghruta deve ser utilizada com Vyosha e Kshara.

* विपाके मधुरं शीतं वातपित्तविषापहम्

चक्षुष्यमग्र्यं बल्यं च गव्यं सर्पिर्गुणोत्तरम् (Su.Su.45/97)

O Goghruta é elogiado em relação a outros tipos de Ghruta. É Madhura em Vipaka, Sheeta em propriedade e útil para pacificar Vata-Pitta e Visha; é o melhor remédio para os olhos e a visão; também melhora a força do corpo e a resistência contra doenças.

Propriedades de Vasa:

* ग्राम्यानूपौदकानां च वसामेदोमज्जानो गुरूष्णमधुरा वातघ्नाः, जाङ्गलैकशफक्रव्यादादीनां

लघुशीतकषाया रक्तपित्तघ्नाः, प्रतुदविष्किराणां श्लेष्मघ्नाः (Su.Su.45/131)

Vasa (porção de gordura do omento), Meda (gordura) e Majja (medula óssea) dos animais Gramya , Anupa e Oudaka é Guru, Ushna , Madhura e Vataghna e a dos animais Jangala, Ekashafa e Kravyaada (carnívoros) é Rakta-Pittaghna; Vasa, Meda e Majja dos animais Pratuda e Vishkira é Shleshmaghna.

Indicações para a utilização de Vasa

* विद्धभग्नाहतभ्रष्टयोनिकर्णशिरोरुजि

पौरुषोपचये स्नेहे व्यायामे चेष्यते वसा (C.Su.13/16)

O Vasa é indicado em Viddha-Bhagna-Ahata (lesão) e Bhrashta (prolapso) Yoni (trato genital feminino), Karnaruja (dor de ouvidos), Shiroruja (dor de cabeça), para aumentar o índice de massa corporal e como afrodisíaco. Deve ser utilizado em pessoas que estão habituadas a consumir Sneha e a fazer Vyayama (exercício) regularmente.

* वातातपसहा ये च रूक्षा भाराध्वकर्शिताः

संशुष्करेतोरुधिरा निष्पीतकफमेदसः

अस्थिसन्धिसिरास्नायुर्मर्मकोष्ठमहारुजः

बलवान्मारुतो येषां खानि चावृत्य तिष्ठति

महच्चाग्निबलं येषां वसासात्म्याश्च ये नराः

तेषां स्नेहयितव्यानां वसापानं विधीयते (C.Su.13/47-49)

Vata-Atapa Saha (pessoas que trabalham em ambientes ventosos e quentes), Ruksha, Bhara-

Adhva Karshita (emaciados devido ao transporte de cargas e caminhadas distantes), Samshushka Reta e Rudira (Shukra e Rakta Dhatu degradados), Kapha e Meda reduzidos, afecções dolorosas que afectam Asthi-Sandhi-Sira-Snayu-Marma-Koshtha, Vata viciado, Uttama Agnibala e pessoas que consomem regularmente Vasa são indicadas para o consumo de Vasa.

- व्यायामकर्शिताः शुष्करेतोरक्ता महारुजः

  महाग्निमारुतप्राणा वसायोग्या नराः स्मृताः (Su.Chi.31/17)

As pessoas que desenvolvem magreza devido ao excesso de Vyayama (exercício ou esforço), Shushka Reta e Rudhira, Maharuja (condições dolorosas) e que têm um bom poder de digestão devem consumir Vasa.

- वसा तु संध्यस्थिमर्मकोष्ठरुजासु च

  तथा दग्धाहतभ्रष्टयोनिकर्णशिरोरुजि (A.H.Su.16/11)

Vasa deve ser administrado em pessoas com condições Sandhi-Asthi-Marma-Koshtha Ruja e Dagdha-Ahata-Bhrashta Yoni e Karna ruja e Shiroruja.

Propriedades de Majja:

- ग्राम्यानूपौदकानां च वसामेदोमज्जानो गुरूष्णमधुरा वातघ्नाः, जाङ्गलैकशफक्रव्यादादीनां

  लघुशीतकषाया रक्तपित्तघ्नाः, प्रतुदविष्किराणां श्लेष्मघ्नाः (Su.Su.45/131)

Vasa (porção de gordura do omento), Meda (gordura) e Majja (medula óssea) dos animais Gramya, Anupa e Oudaka é Guru, Ushna , Madhura e Vataghna e a dos animais Jangala, Ekashafa e Kravyaada (carnívoros) é Rakta-Pittaghna; Vasa, Meda e Majja dos animais Pratuda e Vishkira é Shleshmaghna.

- बलशुक्ररसश्लेष्ममेदोमज्जविवर्धनः

  मज्जा विशेषतोऽस्थ्नां च बलकृत् स्नेहने हितः (C.Su.13/17)

Majja é principalmente fortalecedor do Asthi Dhatu. Melhora Dhatu como Shukra, Rasa, Meda, Majja e Kapha Dosha. Deste modo, confere Bala (força) ao corpo.

Indicações para a utilização de Majja:

- दीप्ताग्नयः क्लेशसहा घस्मराः स्नेहसेविनः

  वातार्ताः क्रूरकोष्ठाश्च स्नेहया मज्जानमाप्नुयुः (C.Su.13/50)

Majja deve ser utilizado para Snehana em pessoas com Deeptagni, que são Kleshasaha (toleram o esforço), Ghasmara (grande poder digestivo), Vata Vyadhi, Krura Koshtha, etc.

- क्रूराशयाः क्लेशसहा वातार्ता दीप्तवन्हयः

  मज्जानमाप्नुयुः (Su.Chi.31/ 18)

As pessoas de Krura Koshtha, Kleshasaha, Vatarta e Deeptagni devem utilizar Majja para Snehana.

- वातातपाध्वभारस्त्रीव्यायामक्षीणधातुषु

  रूक्षक्लेशक्षमात्यग्निवातावृतपथेषु च

  शेषौ.................................... (A.H.Su.16/10)

As pessoas que trabalham ao ar livre e no calor, que caminham longas distâncias, que carregam cargas pesadas, que se entregam regularmente ao sexo, que praticam Vyayama em excesso, que são Ksheena Dhatu (emaciadas), Ruksha, Kleshakshama, Atyagni, Vatavarana, etc., devem receber Vasa e Majja.

Supremacia entre os Snehadravyas

- सर्पिस्तैलं वसा मज्जा सर्वस्नेहोत्तमा मताः

एषु चैवोत्तमं सर्पिः संस्कारस्यानुवर्तनात् (C.Su.13/13)

Ghruta, Taila, Vasa e Majja são considerados os melhores entre todos os outros tipos de Sneha.

Entre estes quatro, o Ghruta também é excelente, pois mantém as suas próprias propriedades juntamente com as propriedades dos medicamentos em que é transformado.

- सर्पिर्मज्जा वसा तैलं स्नेहेषु प्रवरं मतम्

तत्रापि चोत्तमं सर्पिः संस्कारस्य अनुवर्तनात्

माधुर्यादविदाहित्वाज्जन्मादयेव च शीलनात् (A.H.Su.16/2-3)

Sarpi, Majja, Vasa e Taila são superiores entre todos os tipos de Sneha. Ghruta é o melhor de todos, uma vez que é Madhura, Avidahi e habitual desde o nascimento e retém as propriedades do próprio e dos medicamentos com que é processado

- सर्पिस्तैलम् वसा मज्जा स्नेहो दिष्टश्चतुर्विधः

पानाभ्यन्जनबस्त्यर्थं नस्यार्थं चैव योगतः

स्नेहना जीवना वर्ण्या बलोपचयवर्धनाः

स्नेहा ह्येते च विहिता वातपित्तकफापहाः (C.Su.1/86-87)

Ghruta, Taila, Vasa e Majja são os quatro tipos de Sneha que, quando utilizados através de medidas Pana- Abhyanga-Basti e Nasya, estabelecem acções Snehana, Jeevana, Varnya, Bala, Upachaya no corpo e são Vata, Pitta e Kaphahara.

Doshaghnata de Snehas importantes

- पित्तघ्नास्ते यथापूर्वमितरघ्ना यथोत्तरम् (A.H.Su.16/3)

Ghruta, Taila, Vasa e Majja são Pittaghna na ordem descendente e Vata-Kaphaghna na ordem ascendente.

N.º Sr.	Ordem de Doshaghnata	Dosha
1	Ghruta, Majja, Vasa, Taila	Pitta
2	Taila, Vasa, Majja, Ghruta	Vata-Kapha

Guruta (pesado para digerir) no Snehadravya principal

- घृतात्तैलं गुरु वसा तैलान्मज्जा ततोऽपि च (A.H.Su.16/4)

Taila é mais Guru (mais pesado) para digerir do que Ghruta, Vasa é mais Guru do que Taila e Majja é ainda mais Guru para digerir do que Vasa.

Ghruta-Taila Prayoga

- नस्याभ्यन्जनगण्डूषमूर्द्धकर्णाक्षितर्पणैः

  तैलं घृतं वा युञ्जीत दृष्ट्वा दोषबलाबलम् (Sh. U. 1/17-18)

Ghruta ou Taila deve ser selecionado e aplicado através de Nasya, Abhyanga, Gandusha, Murdha Sneha, Karnapurana e Akshitarpana de acordo com Doshabala e Abala.

Samyogabheda de Snehadravyas (Classificação de acordo com as misturas)

- द्वाभ्याम् त्रिभिश्चतुर्भिस्तैर्यमकस्त्रिवृतो महान्   (A.H. Su.16/2)

A combinação de dois Sneha é conhecida como Yamaka, três como Trivrut e todos os quatro Sneha são chamados de Mahan Sneha.

N.º Sr.	Nome	Particular
1	Yamaka	Combinação de quaisquer dois Snehadravya
2	Trivrut	Combinação de quaisquer três Snehadravya
3	Mahana	Combinação de quatro tipos de Sneha

Mahasneha Prashasti

- कोलदाडिमवृक्षाम्लरसं तैलं वसा घृतम्

  मज्जानं च पयश्चैव जीवनीयपलानि षट्

  कल्कं दत्त्वा महास्नेहं सम्यगेनं विपाचयेत्

  सिरामज्जास्थिगे वाते सर्वाङ्गैकाङ्गरोगिषु (C.Chi28/132-134)

Mahasneha (Ghruta, Taila, Vasa e Majja) processado em Paya (leite), Jeevaniya Dravya Kalka e Kola-Dadima-Vrukshamla Rasa deve ser utilizado em condições de Sira-Majjasthigata Vata, Sarvanga Vata e Ekanga Vata.

Rutuvichara em Snehayojana

- सर्पिः शरदि पातव्यं वसा मज्जा च माधवे

  तैलं प्रावृषि नात्युष्णशीते स्नेहं पिबेन्नरः (C.Su.13/18)

Ghruta deve ser utilizado em Sharada Rutu, Vasa e Majja em Vasant Rutu e Taila em Pravrut Rutu. Sneha deve ser utilizado no estado Natyushna-Sheeta.

N.º Sr.	Sneha	Kala
1	Ghruta	Sharada

| 2 | Taila | Pravrut | |
| 3 | Vasa e Majja | Madhava | |

Snehayojana de acordo com o Dosha e a hora do dia

- वातपित्ताधिको रात्रावुष्णे चापि पिबेन्नरः
  श्लेष्माधिको दिवा शीते पिबेच्चामलभास्करे (C.Su.13/19)

O Vata-Pittadhika Rogi pode consumir Sneha à noite em Ushna Rutu e o Kaphadhika Rugna pode utilizar Sneha durante o dia em Sheeta Ruru em caso de necessidade.

N.º Sr.	Doshadhikya	Kala	Hora do dia
1	Kapha, Vata-kapha	Folha	Diva
2	Vata, Vata-Pitta	Ushna	Ratra

Complicações causadas por divergências em relação aos princípios do consumo de Sneha

- अत्युष्णे वा दिवा पीतो वातपित्ताधिकेन वा
  मूच्छी पिपासामुन्मादं कामलां वा समीरयेत् २०
  शीते रात्रौ पिबन् स्नेहं नरः श्लेष्माधिकोऽपि वा
  आनाहमरुचिं शूलं पाण्डुतां वा समृच्छति २१ (C.Su.13/201-21)
- वातपित्ताधिकस्योष्णे तृण्मूच्छोन्मादकारकः
  शीते वातकफार्तस्य गौरवारुचिशूलकृत् (Su.Chi.31/23)

O consumo de Sneha por uma pessoa com predominância Vata-Pitta durante o dia em Atyushna Rutu provoca Murccha (tonturas ou choque), Pipasa (sede), Unmada (psicose) ou Kamala (hepatite). Se uma pessoa Kaphadhika consumir Sneha durante a noite em Sheeta Rutu, o resultado é Anaha, Aruchi, Gaurava, Shula ou Panduta.

Sr.No.	Doshadhikya	Kala	Complicações
1	Vata-Pitta	Atyushna/Diva	Murrcha, Pipasa, Unmada, Kamala

2	Kapha	Sheeta/Ratra	Anaha, Aruchi, Shula, Panduta

Ghruta-Taila prayoga em Atyayika (emergência)

- तैलं त्वरायां शीतेऽपि घर्मेऽपि च घृतम निशि

  निशि एव पित्ते पवने संसर्गे पित्तवत्यपि

  निश्यन्यथा वातकफाद्रोगाः स्युः पित्ततो दिवा (A.H.Su.16/16,17)

Em caso de emergência, pode utilizar-se Taila em Sheeta Rutu (durante o dia) e Ghruta à noite em Ushna Kala. A inversão entre o dia e a noite resulta em complicações.

Snehopaga Dravyas (Medicamentos que ajudam na função de Snehana)

- मुद्वीका-मधुक-मधुपर्णी-मेदा-महामेदा-विदारी-काकोली-क्षीरकाकोली-जीवक-जीवन्ती-

  शालपर्ण्य इति दशेमानि स्नेहोपगानि भवन्ति (च.सू.४/१३-२१)

Mudvika, Madhuka, Madhuparni, Meda, Mahameda, Vidari, Kakoli, Ksheerakakoli, Jeevaka, Jeevanti e Shaliparni são dez Dravya de Snehopaga (que ajuda na função de Snehana).

Capítulo 4
4. Snehabheda de acordo com a concentração
(Accha & Vicharana Sneha)

Os Sneha são classificados em dois tipos com base na concentração de Sneha: Accha Sneha e Vicharana Sneha

Accha Sneha

- अच्छपेयस्तु यः स्नेहो न तामाहुर्विचारणाम्

  स्नेहस्य स भिषग्दृष्टः कल्पः प्राथमकल्पिकः (C.Su.13/26)

Accha Sneha (Sneha puro) é um tipo primário de Sneha

- स्नेहसात्म्यः क्लेशसहः काले नात्युष्णशीतले

  अच्छमेव पिबेत् स्नेहमच्छपानं हि पूजितम् (Su.Chi.31/21)

Uma pessoa que tenha o hábito de beber Sneha, que seja Kleshasaha (tolerante ao trabalho árduo) deve consumir Accha Sneha em Natyushna-Sheeta (nem muito frio nem muito quente) Kala. O Acchapana é elogiado por todos por ser superior.

- यथोक्त्वहेत्वभावाच्च नाच्छपेयो विचारणा

  स्नेहस्य कल्पः स श्रेष्ठो स्नेहकर्माशुसाधनात् (A.h.16/17)

Acchapana alcança os benefícios de Sneha rapidamente em comparação com Vicharana Sneha.

- अच्छः केवलो यः स्नेह पीयते सा विचारणा न भवति (Arunadatta)

  अच्छश्च पेयः अच्छपेयः ओदनाद्यसंबन्धे सति पेयः इत्यर्थः (Chakradatta)

Accha Sneha é Sneha puro ou Sneha que é consumido oralmente sem adição de Odana, Vilepi, etc. É excelente tal como é.

- Forma principal de Sneha
- Alcança Snehana prontamente
- Deve ser utilizado em doentes que estejam habituados a consumir Sneha e que consigam suportar as complexidades que ocorrem durante a digestão de Sneha.

Acchapana Nishedha

- स्नेहद्वेषी क्षामो मृदुकोष्ठः स्नेहमद्यनित्यश्च

  अध्वप्रजागरस्त्रीश्रान्ताः नाच्छं पिबेयुस्ते (Ka.Sa.Su.22/52)

O Acchapana não deve ser utilizado por pessoas que tenham aversão a Sneha, que estejam Kshama (exaustas), Mrudu Koshtha, Snehanitya, Madyanitya, Adhvashranta, Shranta devido a insónias ou a uma excessiva indulgência sexual

Pravicharana Sneha
Indicações:

- स्नेहद्विषः स्नेहनित्या मृदुकोष्ठाश्च ये नराः

  क्लेशासहा मद्यनित्यास्तेषामिष्टा विचारणा (C.Su.13/82)

Snehadveshi (aversão a Sneha), Snehanitya (hábito de Sneha), Mrudukoshtha, Kleshasaha (pessoa que se cansa facilmente) e Madyanitya devem consumir Sneha sob a forma de

Vicharana.

Vicharana é um conceito brilhante de transmissão das propriedades de Sneha através de vários meios e modos. Mesmo que uma pessoa tenha aversão a Sneha, também pode adquirir os efeitos de Sneha.

Meios de utilização de Pravicharana (24 em número)

- ओदनश्च विलेपी च रसो मांसं पयो दधि

  यवागूः सूपशाकौ च यूषः काम्बलिकः खडः

  सक्तवस्तिलपिष्टं च मद्यं लेहास्तथैव च

  भक्ष्यमभ्यन्जनं बस्तिस्तथा चोत्तरबस्तयः

  गण्डूषः कर्णतैलं च नस्तःकर्णाक्षितर्पणम्

  चतुर्विंशतिरित्येताः स्नेहस्य प्रविचारणाः   (C.Su.13/23-25)

Combinação de Sneha com Odana (arroz), Vilepi (arroz semi-sólido), Rasa, Mamsa, Dugdha, Dadhi, Yavagu, Sopa, Shaka, Yusha, Kambalika, Khada, Saktu, Tilapishta, Madya, Leha ou Bhakshya ou Sneha utilizados através das vias Abhyanga, Basti, Uttarbasti, Gandusha, Karnataila, Nasya e Akshitarpana são os vários tipos de Vicharana.

N.º Sr.	Modo	Tratamento
1	Oral	Odana, Vilepi, Mamsa, Rasa, Dugdha, Dadhi, Yavagu, Soup, Shaka, Yusha, Kambalika, Khada, Saktu, Tilapishta, Madya, Leha, Bhakshya
2	Panchkarma	Basti, Uttarabasti, Nasya
3	Outros	Abhyanga, Gandusha, Karnapurana, Tarpana

Formulações convencionais de Vicharana (C.Su.13/83-90):

Em muitos textos são referidas várias formulações de Vicharana.

- लावतैत्तिरमायूरहान्सवाराहकौक्कुटाः

  गव्याजौरभ्रमात्स्याश्च रसाः स्युः स्नेहने हिताः

Lava-Tittira-Mayura-Hansa-Varaha-Kukkuta-Gavya-Aja-Urabhra-Matsya Mamsarasa

- यवकोलकुलत्थाश्च स्नेहाः सगुडशर्कराः

Yava, Kola e Kulattha juntamente com Guda, Sharkara e Sneha

- दाडिमं दधि सव्योषं रससंयोगसंग्रहः

Combinação de Dadima, Dadhi, Vyosha e Mamsarasa

- स्नेहयन्ति तिलाः पूर्वं जग्धाः सस्नेहफाणिताः

Combinação de Tila, Sneha e Phanita assadas

- कृशराश्च बहुस्नेहाः

Khichadi com muito Sneha

- तिलकाम्बलिकस्तथा

Kambalika confeccionada com Tila, Dadhi, Lavana e Mamsa

- फाणितं शृङ्गबेरं च तैलं च सुरया सह

  पिबेद्वृक्षो भृतैर्मांसैर्जीर्णेऽश्नीयाच्च भोजनम्

Combinação de Phanita, Shunthi, Taila e Sura. Ao digerir esta combinação, a pessoa deve consumir carne

- तैलं सुराया मण्डेन वसां मज्जानमेव वा

Taila, Vasa ou Majja juntamente com Suramanda

- पिबन् सफाणितं क्षीरं नरः स्निह्यति वातिकः

Phanita yukta Ksheera. Esta combinação deve ser especialmente utilizada em VataVruddhi.

- धारोष्णं स्नेहसंयुक्तं पीत्वा सशर्करं पयः

Dharoshna Dugdha com Sneha e Sharkara

- नरः स्निह्यति पीत्वा वा सरं दध्नः सफाणितम्

Dadhisara com Phanita

- **पाञ्चप्रसृतिकी पेया** –

  सर्पिस्तैलवसामज्जातण्डुलप्रसृतैःशृता

  पाञ्चप्रसृतिकी पेया पेया स्नेहनमिच्छता

Ghruta, Taila, Vasa, Majja e Tandula cozinhados juntos

- पायसो माषमिश्रकः

Masha Yukta Payasa

- क्षीरसिद्धो बहुस्नेहः स्नेहयेदचिरान्नरम्

Ksheera Siddha Sneha em grande quantidade

- शौकरो वा रसः स्निग्धः सर्पिर्लवणसंयुतः

  पीतो द्विर्वासरे यत्नात् स्नेहयेदचिरान्नरम्

Shukara Mamsarasa com Ghruta e Lavana

Vicharana de acordo com Rasabheda (64 em número)

- रसैश्चोपहितः स्नेहः समासव्यासयोगिभिः

  षड्भिस्त्रिषष्टिधाः सङ्ख्यां प्राप्नोत्येकश्चः केवलः

  एवामेताश्चतुःषष्टिः स्नेहानां प्रविचारणाः (C.Su. 13/ 27-28)

- दोषाणामल्पभूयस्त्वं संसर्गं समवेक्ष्य च

  युञ्ज्यात्रिषष्टिधाभिन्नैः समासव्यासतो रसैः (Su.Chi.31/20)

Sneha deve ser combinado com diferentes Rasa, de acordo com as diferentes permutações e combinações de Dosha. O total dessas combinações é de 63 e, juntamente com as formulações de Odanadi, Vicharana é de 64 tipos.

Seleção de Vicharana

- ओकर्तुव्याधिपुरुषान् प्रयोज्या जानता भवेत् २८   (C.Su.13/ 27-28)

O Vicharana deve ser planeado de acordo com Abhyasa (hábitos) de uma pessoa, Rutu (estação do ano) e Purusha (individualidade - necessidade de acordo com Dosha, Dushya, Bala, Agni, Vaya, constituição, etc.).

Conceito de Sadyasneha

- सद्यः स्नेहनमिति तदहरेव   (Dalhana on Su.Chi.31/3)

Sadya Snehana é um processo de aquisição de Sneha Lakshana e dos seus efeitos no mesmo dia.

Candidatos a Sadyasneha

- बालवृद्धादिषु स्नेहपरिहारासहिष्णुषु (A.H.Su.16/39-40)

- बलहीनेषु वृद्धेषु मृद्वग्निस्त्रीहतात्मसु

  अल्पदोषेषु योज्याः स्युर्ये योगाः सम्यगीरिताः (Su.Chi.31/45)

As condições de Bala, Vruddha, Mrudvagni, Strihatatma, Alpadosha e as pessoas que não podem seguir o regime rigoroso de Snehana são candidatos adequados a Sadyasneha.

Sadhyasneha Yoga (combinações)

- पाञ्चप्रसृतिकी पेया पायसो माषमिश्रकः

  क्षीरसिद्धो बहुस्नेहः स्नेहयेदचिरान्नरम् (C.Su.13/89)

Panchaprasrutiki Peya, Mashamishra Payasa, Ksheera siddha Sneha em grande quantidade realizam instantaneamente a função de Snehana.

- बालवृद्धादिषु स्नेहपरिहारासहिष्णुषु

  योगानिमाननुद्वेगान् सद्यःस्नेहान् प्रयोजयेत्

- प्राज्यमांसरसास्तेषु
Ghrutayukta Mamsarasa

- पेया वा स्नेहभर्जिता
Snehabharjita Peya

- तिलचूर्णश्च सस्नेहः
Snehayukta Tilachurna

- फाणितः कृशरा तथा
Krushara e Phanita

- क्षीरपेया घृताढ्योष्णा
Ghruta Yukta Ksheerapeya

- दध्नो वा सगुडः सरः
Guda com Dadhisara

- पेया च पञ्चप्रसृतःस्नेहैः तण्डुलपञ्चमैः

  सप्तैते स्नेहनाः सद्यःस्नेहाश्च लवणान्विताः (A.H.16/40-43)

Panchprasrutiki Peya ou Lavana Yukta Sneha

Yoga sugerido por Sushruta (Su.Chi.31/ 38-44)

- पिप्पल्यो लवणं स्नेहाश्चत्वारो दधिमस्तुकः

  पीतमैकध्यमेतद्धि सद्यः स्नेहनमुच्यते

Pippali, Lavana, Chatusneha e Dadhimastu

- भृष्टा मांसरसे स्निग्धा यवागूः सूपकल्पिता

  प्रक्षुद्रा पीयमाना तु सद्यः स्नेहनमुच्यते

Snigdha Y avagu juntamente com Mamsarasa

- सर्पिष्मती पयःसिद्धा यवागूः स्वल्पतण्डुला

  सुखोष्णा सेव्यमाना तु सद्यःस्नेहनमुच्यते

Ghrutayukta Yavagu feito de pouco arroz cozido em leite

- पिप्पल्यो लवणं सर्पिस्तिलपिष्टं वराहजा

  वसा च पीतमैकध्यं सद्यःस्नेहनमुच्यते

Combinação de Pippali, Lavana, Ghruta, Tilapishta, Varaha Vasa

- शर्कराचूर्णसंसृष्टे दोहनस्थे घृते तु गाम्

  दुग्ध्वा क्षीरं पिबेद्रक्षःसद्यःस्नेहनमुच्यते

Godugdha, Goghruta e Sharkara misturados

- यवकोलकुलत्थानां क्वाथो मागधिकान्वितः

  पयो दधि सुरा चेति घृतमप्यष्टमं भवेत्

  सिद्धमेतैर्घृतं पीतं सद्यःस्नेहनमुत्तमम्

Yava-Kola-Kulattha e Pippali Kwatha, Dugdha, Dadhi, Ghruta e Sura cozinhados juntos até restar Ghruta.

Candidatos a Sadyasnehana Ghruta

- राज्ञे राजसमेभ्यो वा देयमेतद्घृतोत्तम्

O Sadyasnehana Ghruta deve ser atribuído a autoridades superiores, como o rei ou os ministros

Significado da utilização de Lavana com Sneha

- लवणोपहिताःस्नेहाःस्नेहयन्त्यचिरान्नरम्

  तद्ध्यभिष्यन्द्यरूक्षं च सूक्ष्ममुष्णं व्यवायि च (C.Su.13/98)

Sneha, quando misturado com Lavana, forma combinações ideais para Sadyasneha. Lavana é Abhishyandi (droga que promove secreções), Snigdha, Sukshma, Ushna e Vyavayi (que se espalha no corpo através da circulação e é depois metabolizada).

Capítulo 5

5. Snehapaka e a sua importância em Panchkarma

Dravyamana e método

- तत्रान्यतमपरिमाणसंमितानां यथायोगं त्वक्पत्रफलमूलादीनामातपपरिशोषितानां छेद्यानि खण्डशश्छेदयित्वा भेद्यान्यणुशो भेदयित्वाऽवकुट्याष्टगुणेन षोडशगुणेन वाऽम्भसाऽभिषिच्य स्थाल्यां चतुर्भागावशिष्टं क्वाथयित्वाऽपहरेदित्येष कषायपाककल्पः स्नेहाच्चतुर्गुणो द्रवः, स्नेहचतुर्थान्शो भेषजकल्कः, तदैकध्यं संसृज्य विपचेदित्येष स्नेहपाककल्पः

As partes de Tvak, Patra, Phala, Mula, etc. de uma droga seca ao calor devem ser tomadas na quantidade indicada; devem ser cortadas; transformadas em forma de curso e fervidas até 4 partes num recipiente, adicionando 8 a 16 vezes água. Esta decocção deve ser misturada com um quarto de Sneha, um quarto de Kalka e deve ser cozinhada em conjunto até Sneha estar preparado.

- अथवा तत्रोदकद्रोणे त्वक्पत्रफलमूलादीनां तुलामावाप्य चतुर्भागावशिष्टं निष्क्वाथ्य अपहरेदित्येष कषायपाककल्पः, स्नेहकुड्वे भेषजपलं पिष्टं कल्कं चतुर्गुणं द्रवमावाप्य विपचेदित्येष स्नेहपाककल्पः (Su.Chi.31/8)

Ou então um Tula (400 Tola) de Tvak, Patra, Phala, Muladi de um medicamento deve ser adicionado a um Drone (1024 Tola) de Jala e fervido até restar uma quarta quantidade. Numa quantidade de Kudava (16 Tola) de Sneha, deve adicionar-se um Pala (4 Tola) de Aushadhi Kalka e quatro vezes a decocção, que devem ser cozinhados em conjunto para processar e preparar Sneha.

- स्नेहभेषजतोयानां प्रमाणं यत्र नेरितम् तत्रायं विधिरास्थेयो निर्दिष्टे तद्वदेव तु (Su.Chi.31/9)

Sempre que o dravyamana e o método não forem mencionados, devem ser seguidas as recomendações acima referidas.

- अनुक्ते द्रवकार्यं तु सर्वत्र सलिलं मतम् कल्कक्वाथावनिर्देशे गणात्तस्मात् प्रयोजयेत् (Su.Chi.31/10)

Sempre que não exista uma descrição sobre o drava e os medicamentos, deve tomar-se Jala e outros medicamentos do Gana desse medicamento.

Método de preparação para o Anuktadravyamana Sneha

- स्नेहपाके त्वमानोक्तौ चतुर्गुणविवर्धितम्

  कल्कस्नेहद्रवं योज्यमधीते शौनकः पुनः

  स्नेहे सिद्ध्यति शुद्धाम्बुनिष्क्वाथस्वरसैः क्रमात्

  कल्कस्य योजयेदंशं चतुर्थं षष्ठमष्टमष्टमम्

  पृथक् स्नेहसमं दद्यात् पञ्चप्रभृति तु द्रवम्

  दुग्धे तक्रे च धान्याम्लं कल्कः स्वरसवद्भवेत् (Sahasrayoga, Vividhayoga, Snehapakavidhi, Pakshantaram 10-12)

Sempre que as diretrizes sobre a preparação de um Sneha específico não forem indicadas, Kalka, Sneha e Drava devem ser tomados em quantidades crescentes de quatro vezes, respetivamente. Se um Sneha for preparado com Shuddha Jala, Nishkwatha e Swarasa, então a quantidade de Kalka deve ser Chaturtha Bhaga (1/4th), Shashtha Bhaga (1/6th) e Ashtama Bhaga (1/8th), por esta ordem. Se Sneha for processado com mais de cinco líquidos, então a quantidade de cada Drava deve ser equivalente à de Sneha.

Snehapaka-krama

- अत ऊर्ध्वं स्नेहपाकक्रममुपदेक्ष्यामः

  स तु त्रिविधः; तद्यथा – मृदुः, मध्यमः, खर इति

  तत्र स्नेहौषधिविवेकमात्रं यत्र भेषजं स मृदुरिति, मधूच्छिष्टमिव विशदमविलेपि यत्र भेषजं स

  मध्यमः, कृष्णमवसन्नमीषद्विशदं चिक्कणं च यत्र भेषजं स खर इति; अत ऊर्ध्वं दग्धस्नेहो

  भवति, तं पुनः साधु साधयेत् (Su.Chi.31/11)

Quando se nota uma pequena diferenciação entre Sneha e Aushadhi, então Snehapaka é considerado Mrudu; se o Aushadhi parece cera de abelha, Vishada i.e. Apicchila ou desprovido de viscosidade e que não adere, então é Madhyama Paka; se o Aushadhi se torna preto, adere à base, é pouco viscoso ou pegajoso ao toque, é Khara Paka e se a cozedura continuar, Snehapaka é considerado Dagdha Paka.

  - स्नेहपाकस्त्रिधा ज्ञेयो मृदुर्मध्यःखरस्तथा (C.K.12/99)

  Snehapaka é de três tipos - Mrudu, Madhya e Khara.

- स्नेहपाकस्त्रिधा प्रोक्तो मृदुर्मध्यो खरस्तथा

  ईषत्सरसकल्कस्तु स्नेहपाको मृदुर्भवेत्

  मध्यपाकस्य सिद्धिश्च कल्के नीरसकोमलः

  ईषत्कठिनकल्कश्च स्नेहपाको भवेत्खरः (Sha.Ma.9/14-15)

Mrudu Snehapaka é um estado de Snehapaka em que o Kalka contém pouco líquido, quando o Kalka é Neerasa (desprovido de líquido) e Komala (mole), é Madhyapaka e em Khara Paka, o Kalka torna-se um pouco Kathina (duro).

- तुल्यकल्केन निर्यासे भेषजानां मृदुः स्मृतः

  संयाव इव निर्यासे मध्यो दर्वी विमुञ्चति

  शीर्यमाणे तु निर्यासे वर्तमाने खरस्तथा (C.K.12/99-100)

Durante Snehapaka, se Kalka (Niryasa) retém líquido e é idêntica à Kalka colocada inicialmente, é Mrudu Paka de Sneha. Se o Niryasa for convertido na forma de Samyava (bolus de igual quantidade de Ghruta, Guda e Godhumakanika) e a linha puder ser desenhada em Sneha, então é Madhya Paka de Sneha. Se o Niryasa não puder ser mantido junto e enrolado na forma de Varti, é Khara Paka de Sneha.

Snehapaka Lakshana

- वर्तिवत् स्नेहकल्कः स्याद्यदाङ्गुल्या विमर्दितः

  शब्दहीनोऽग्निनिक्षिप्तः स्नेहः सिद्धो भवेत्तदा

  यदा फेनोद्गमस्तैले फेनशान्तिश्च सर्पिषि

  गन्धवर्णरसोत्पत्तिः स्नेहसिद्धिः तदा भवेत् (Sha. M.A.9/12-13)

Quando o Snehakalka pode ser transformado em forma de Varti ao rolar com os dedos e quando o Sneha aquecido diretamente na chama arde sem fazer barulho, então o Sneha Paka está concluído. Quando se processa Taila, o ponto final é Phenodgama (borbulhar), enquanto no caso de Ghruta, o ponto final é Phenashanti (ainda líquido). Sneha leva o Gandha, Varna e Rasa do Aushadhi até ao ponto final.

Utilização de Sneha de acordo com Paka

Diferentes Acharya sugeriram a utilização de Sneha de acordo com Paka de diferentes formas, tal como indicado na tabela seguinte.

- खरोभ्यङ्गः स्मृतः पाको मृदुर्नस्तः क्रियासु च

  मध्यपाकं तु पानार्थं बस्तौ च विनियोजयेत् (C.K.12/201)

  - तत्र पानाभ्यवहारयोर्मृदुः, नस्याभ्यङ्गयोः मध्यमः, बस्तिकर्णपूरणयोस्तु खर इति (Su.Chi.31/11)
  - मृदुर्नस्ये खरोभ्यङ्गे पाने बस्तौ च चिक्कणः (A.H.K.6/21)
  - नस्यार्थं स्यान्मृदुपाको मध्यमः सर्वकर्मसु (Sha. Ma.9/17)

N.º Sr.	Snehapaka	Charaka	Sushruta	Vagbhata	Sharangadhar
1	Mrudu	Nasya	Pana	Nasya	Nasya
2	Madhya	Pana, Basti	Abhyanga, Nasya	Pana, Basti	Abhyanga, Pana, Basti, Karnapurana
3	Khara	Abhyanga	Basti, Karnapurana	---	---

Normas a seguir na preparação de Ghruta ou Taila:

- घृततैलगुडादीन्श्च साधयेन्नैकवासरे

  प्रकुर्वन्त्युषिता ह्येते विशेषाद्गुणसंचयम् (Sha.M.9/17-18)

Acharya Sharangadhara recomenda que Ghruta, Taila, Guda, etc. não devem ser preparados num dia; se forem guardados durante a noite, as suas propriedades são reforçadas.

Capítulo 6
6. Abhyantara Snehana

Os Sneha são classificados em dois tipos com base no modo de utilização - Abhyantara (oleação interna) e Bahya (oleação externa).

Indicações de Snehana

* स्वेद्याः शोधयितव्याश्च रूक्षा वातविकारिणः

  व्यायाममद्यस्त्रीनित्याः स्नेह्याः स्युः ये च चिन्तकाः (C.Su.14/52)

O Snehana deve ser efectuado em pessoas indicadas para Swedana, pessoas que vão ser submetidas a Shodhana (purificação), Ruksha, Vatavikari, Vyayamanitya, Madyanitya, Streenitya e em casos de ansiedade.

* स्वेद्यसंशोध्यमद्यस्त्रीव्यायामासक्तचिन्तकाः

  वृद्धबालाबलकृशा रूक्षा क्षीणासरेतसः

  वातार्तस्यन्दतिमिरदारुणप्रतिबोधिनः

  स्नेह्याः .... (A.H.Su.16/5-6)

Além disso, Vagbhata acrescentou Vruddha (velhice), Bala (idade jovem), Abala (fraco), Krusha (magro), Khseena Rakta (anémico), Ksheena Retasa (oligo ou azoospermia), doenças oculares como Abhishyanda, Timira, etc., Daruna pratibodhi (dificuldade em acordar).

Contra-indicações do Snehana

* संशोधनादृते येषां रूक्षणं संप्रवक्ष्यते

  न तेषां स्नेहनं शस्तमुत्सन्नकफमेदसाम्

  अभिष्यण्णाननगुदा नित्यमन्दाग्नयश्च ये

  तृष्णामूर्च्छापरीताश्च गर्भिण्यस्तालुशोषिणः

  अन्नद्विषश्छर्दयन्तो जठरामगरार्दिताः

Snehana é contraindicado em pessoas que devem submeter-se a Rukshana Chikitsa, excluindo Samshodhana, em condições de Utsanna Kapha, Meda Dhatu, Abhishyanna Anana e Guda, Nitya Mandagni, Trushna, Murccha, Garbhini, Talushosha, Annadveshta, Visha, Cchardi, Jathara, Ama e Garavisha.

Três tipos de Abhyantara Snehana: O Abhyantara Snehana é subclassificado em - Shodhanärtha, Shamanärtha e Brimhanärtha Abhyantara Sneha

Shodhanartha Sneha:

* यदीरयेद्बहिर्दोषान् पञ्चधा शोधनं च तत् (A.H.Su.14/5)

Shodhana é um tratamento em que o dosha é eliminado do corpo. Os Snehadravya que são utilizados para o efeito de Shodhana são designados Shodhanartha Sneha. O Sneha utilizado como Purvakarama (fase preparatória) do Shodhana também é abrangido pelo Shodhanartha Sneha. Inclui as Yogas explicadas por Sushruta para Virechana, Vamana e Shirovirechana, etc

Kala para Shodhanartha Sneha

- ह्यस्तने जीर्ण एवान्ने स्नेहोऽच्छः शुद्धये बहु (A.H.Su.16/19)

- शुद्ध्यर्थं पुनराहारे नैशे जीर्णे पिबेन्नरः (C.Su.13/61)

O Shodhanartha Snehapana deve ser administrado depois de a comida consumida na noite anterior ter sido digerida corretamente. Deve ser tomado na forma Accha (pura) e numa boa quantidade.

Contra-indicações para Shodhanartha Snehapana

- दुर्बलाश्च प्रतान्ताश्च स्नेहग्लाना मदातुराः

  न स्नेह्याः वर्तमानेषु न नस्तोबस्तिकर्मसु   (C.Su.13/53-56)

Durbala (fraco), Pratanta (perda do equilíbrio eletrolítico no corpo), Snehaglana (sonolência devido a Sneha), Mada não deve usar Sneha para beber, Nasya ou mesmo Basti.

- न त्वतिमन्दाग्नितीक्ष्णाग्निस्थूलदुर्बलाः

  उरुस्तम्भातिसारामगलरोगगरोदरैः

  मूर्च्छाच्छर्द्यरुचिश्लेष्मतृष्णामद्यैश्च पीडिताः

  अपप्रसूता युक्ते च नस्ये बस्तौ विरेचने   (A.H.Su.16/6-7)

Pessoas com Atimandagni, Atiteekshnagni, Atisthula, Atidurbala, Urustambha, Atisara, Amaroga, Galaroga, Gara, Udara, Murccha, Cchardi, Aruchi, Kaphavyadhi, Trushna, Madyasevi, Apaprasuta (aborto espontâneo ou parto prematuro) e depois de fazer Nasya, Basti e Virechana

- विवर्जयेत् स्नेहपानमजीर्णी तरुणज्वरी

  दुर्बलोऽरोचकी स्थूलो मूर्च्छार्तो मदपीडितः

  छर्द्यर्दितः पिपासार्तः श्रान्तः पानक्लमान्वितः

  दत्तबस्तिर्विरिक्तश्च वान्तो यश्चापि मानवः   (Su.Chi.31/46-47)

Snehapana deve ser evitado nas condições de Ajeerna, Taruna Jvara, Durbala, Arochaka, Sthula, Murcchita, Mada, Cchardi, Ardita, Pipasa, Shranta e Panaklanta, bem como naqueles a quem é dado Shodhana como Basti, Virechana e Vamana.

- अकाले दुर्दिने चैव न च स्नेहं पिबेन्नरः (Su.Chi.31/48)

Sneha não deve ser consumido em Durdina ou em Kala, desviando-se do acima mencionado

- अकाले च प्रसूता स्त्री स्नेहपानं विवर्जयेत्   (Su.Chi.31/48)

Akala prasuta Stree não deve cosnumir Sneha.

Motivos de contraindicação

- स्नेहपानात् प्रजायन्ते तेषां रोगाः सुदारुणाः (C.Su.13/53-56)

- स्नेहपानाद्भवत्येषा नृणां नानाविधा गदाः

  गदा वा कृच्छ्रतां यान्ति न सिद्ध्यन्त्यथवा पुनः (Su.Chi.31/49)

Se as pessoas contra-indicadas para Sneha consumirem Sneha, desenvolvem complicações ou o seu Vyadhi agrava-se ou o seu Vyadhi torna-se Krucchrasadhya ou Asadhya.

- गर्भाशयेऽवशेषाः स्यू रक्तक्लेदमलास्ततः

  स्नेहं जह्यान्निषेवेत पाचनं रुक्षमेव च'

A árvore Apaprasuta tem Rakta-Kleda e Mala residuais no Garbhashaya. Por isso, Snehapana é contraindicado. Em vez disso, deve ser-lhe administrado Pachana e Rukshana Chikitsa.

- दशरात्रात्ततः स्नेहं यथावदवचारयेत् (Su.Chi.31/50-51)

Sneha pode ser administrado nestes casos de Apaprasuta após dez dias.

Capítulo 7

7. O Purvakarma para Shodhanartha Abhyantara

Snehapana Shodhana Karma (purificação através da eliminação de metabolitos nocivos) é extremamente elogiado na Ayurveda, uma vez que remove a base da entidade causadora da doença, limpando assim os canais, melhorando o metabolismo e reforçando a imunidade. Mas isso não pode ser feito de repente. O corpo precisa de ser preparado metodicamente para tolerar a força destes procedimentos Shodhana. Snehapana é um desses karmas importantes. Para alcançar os resultados ideais de Snehapana e evitar os efeitos adversos de Sneha em grande quantidade, é necessário adotar certas medidas sob a forma de Agni e Koshtha Pareeksha e administração de medicamentos Deepana e Pachana.

Deepana

- पचेन्नामं वह्निकृत् च दीपनं तद्यथा मिशि (Sha.)

Deepana é um processo de estimulação de Agni; mas não metaboliza o Ama - produtos de um metabolismo inadequado, por exemplo, Shatapushpa

Pachana

- पचत्यामं न वह्निम् च कुर्यात् तद्धि पाचनम्

  नागकेशरवत् विद्यात् (Sha.)

Pachana é um processo de metabolização de Ama; mas estas drogas não estimulam o fogo digestivo, por exemplo, Nagkeshara.

Muitos medicamentos descritos na Ayurveda servem os dois objectivos de Deepana e Pachana, como Chitraka, Pippali, Pippalimula, Shunthi, Maricha, Chavya, Jambeera, etc.

Parte de Shamana Chikitsa

- न शोधयति यद्दोषान् समान्नोदीरयत्यपि

  समीकरोति विषमान् शमनं तच्च सप्तधा

  पाचनं दीपनं क्षुत्तृड् व्यायामातपमारुताः (A.H.Su.14/6-7)

Vagbhata classificou amplamente os tratamentos em dois tipos - Santarpana e Apatarpana ou Brumhana e Langhana. O Langhana Chikitsa é subclassificado em Shodhana e Shamana. Shodhana consiste na eliminação de substâncias nocivas do corpo que se acumulam e prejudicam as funções corporais normais. A terapia Shamana inclui a utilização de medicamentos ou actividades que atingem o equilíbrio do Dosha. É de sete tipos: Pachana, Deepana, Kshudha, Trud, Vyayama, Atapa e Vata Sevana. Assim, Deepana e Pachana são as partes do Shamana Chikitsa.

Shakha-Koshtha gati de Dosha

- तथा तेभ्यः स्रोतोमुखविशोधनात्

  वृद्ध्याऽभिष्यन्दनात्पाकात् कोष्ठं वायोश्च निग्रहात् (A.H.Su.13/18)

Vata, Pitta e Kapha são as unidades funcionais que efectuam todos os processos metabólicos do corpo. Têm a capacidade de perturbar a estabilidade do corpo e, por isso, são designadas por "Dosha". As suas actividades são descritas sob a forma de "Gati" na Ayurveda, que são de três Prakara (tipos) ou Avastha (forma) (C.Su.17/112-113)

i. Kshaya, Sthana e Vruddhi
ii. Urdhva, Adho e Tiryak

iii.   Koshtha-Shakha-Marmasthisandhigata

O Dosha atravessa a Shakha e a Madhyama Marga em direção a Koshtha devido a Srotomukhavishodhana (limpeza das aberturas dos canais), Vruddhi (aumento quantitativo), Abhishyanda (substâncias devido às quais a capacidade de retenção de água nas células aumenta) e Paka, ou seja, Pachana (metabolização do Ama). Devido ao Pachana Kriya, a permeabilidade dos canais aumenta. Sneha pode chegar a partes subtis do corpo para alcançar o efeito desejado.

Importância de Deepana e Pachana Kriya -Efeito de Shodhana em Sama Dosha

- सर्वदेहप्रविसृतान् सामान् दोषान् न निर्हरेत्

   लीनान् धातुष्वनुत्क्लिष्टान् फलादामाद्रसानिव

   आश्रयस्य हि नाशाय ते स्युः दुर्निहरत्वतः (A.H.Su.13/28-29)

Ama é um conceito único da Ayurveda. Um Agni fraco não processa os alimentos da forma habitual e o resultado formado por um Agnivyapara fraco chama-se Ama. Pode ocorrer ao nível de Jatharagni, Dhatvagni ou Bhutagni.

O corpo dos organismos vivos está codificado de uma forma específica para reagir e responder aos alimentos consumidos. Devido ao uso irracional e sem escrúpulos de Ahara (alimento) e Vihara (rotina), os processos metabólicos no corpo são dificultados devido a sinais perturbados. Assim, formam-se metabolitos invulgares que o corpo não está habituado a processar. Estes produtos intermédios ou resultantes do metabolismo ao nível do sistema digestivo ou de qualquer outro sistema do corpo são designados por "Ama".

Dosha e Dushya que se unem a Ama são denominados "Sama". Os Sama Dosha que se encontram espalhados por todo o corpo não devem ser removidos por Shodhana, caso contrário, resultam na destruição dos tecidos. Tal como é difícil extrair o sumo de um fruto não amadurecido, da mesma forma, Sama Dosha não pode ser removido de Sama Dhatu.

Papel de Deepana e Pachana antes de Shodhana de Sama dosha

- पाचनैः दीपनैः स्नेहैस्तान् स्वेदैश्च परिष्कृतान्

   शोधयेच्छोधनैः काले यथासन्नं यथाबलम् (A.H.Su.13/29-30)

Sama Dosha e Dhatu devem ser tratados primeiro com os medicamentos Deepana e Pachana; depois, com o uso meticuloso de Sneha e Sweda, podem ser eliminados num período de tempo adequado.

Papel do Pachana no Swayampravrutta Dosha (expulsão intrínseca do Dosha)

- प्रवृत्तान् प्रागतो दोषानुपेक्षेत हिताशिनः

   विबद्धान् पाचनैस्तैस्तैः पाचयेन्निर्हरेत वा (A.H.Su.13/32-33)

O Pachana Karma desempenha uma função suplementar quando os Dosha estão a ser eliminados pelo corpo devido a razões intrínsecas. Se os Dosha ficarem presos durante este processo, devem ser tratados com medicamentos Pachana para serem metabolizados e depois eliminados, se necessário.

Importância e método de Rookshana em Shodhanartha Sneha

Definição

- रौक्ष्यं खरत्वं वैशद्यं यदकुर्यात्तद्धि रुक्षणम् (C.Su.22/10)

Rukshana é um processo que gera Raukshya (secura), Kharatva (aspereza), Vaishadya (limpeza) no corpo.

Gunas de Rukshana Dravya

- रूक्षं लघु खरं तीक्ष्णमुष्णं स्थिरमपिच्छिलम्

  प्रायशः कठिनं चैव यद्द्रव्यं तद्धि रूक्षणम् (C.Su.22/14-15)

As drogas que executam a função de Rukshana possuem as propriedades Ruksha, Laghu, Khara, Teekshna, Ushna, Sthira, Apicchila e Kathina. Estas são possuídas principalmente por drogas de predominância Vayu, Akasha e Agni Mahabhuta.

Necessidade de Rukshana em Snehya

- मांसला मेदुरा भूरिश्लेष्माणो विषमाग्नयः

  स्नेहोचितश्च ये स्नेह्यास्तान् पूर्वं रूक्षयेत्ततः

  संस्नेह्य शोधयेदेवं स्नेहव्यापन्न जायते (A.H.Su.16/37-38)

Alguns tipos de corpo, bem como doenças que requerem Shodhana, são adequados para Snehana como - Mamsala, Medura, corpos predominantes de Kapha, Vishamagni, etc. O Rukshana é a escolha de terapia para estas pessoas antes de se submeterem a Snehana para evitar os efeitos incómodos de Snehana.

- अमात्रयाऽहितोऽकाले मिथ्याहारविहारतः

  स्नेहः करोति शोफार्शस्तन्द्रास्तंभविसंज्ञता

  कण्डूकुष्ठज्वरोत्क्लेशशूलानाहभ्रमादिकान् (A.H.Su.16/32-33)

O uso não científico de Sneha (sob a forma de Amatra, Ahitakara, Akala, discrepâncias na alimentação e na rotina, etc.) causa Shopha, Arsha, Tandra, Stambha, Visamdnyata, Kandu, Kushtha, Jvara, Utklesha, Shula, Anaha, Bhrama, etc. Aqui Rukshana faz parte do tratamento.

- अभिष्यण्णा महादोषा मर्मस्था व्याधयश्च ये

  उरुस्तंभप्रभृतयो रूक्षणीया निर्दिशिताः (C.Su.22/30)

Abhishyanna, Mahadosha, Marmastha Vyadhi, Urustambha, etc. são algumas das condições que exigem uma gestão do tipo Rukshana.

Métodos de Rukshana e Rukshana Dravya

- कटुतिक्तकषायाणाम् सेवनं स्त्रीष्वसंयमः

  खलिपिण्याकतक्राणां मध्वादिनां च रूक्षणम् (C.Su.22/29)

- क्षुत्तृष्णोल्लेखनस्वेदरूक्षपानान्नभेषजम्

  तक्रारिष्टखलोद्दालयवश्यामाककोद्रवम्

  पिप्पलीत्रिफलाक्षौद्रपथ्यागोमूत्रगुग्गुलु

  यथास्वम् प्रतिरोगं च स्नेहव्यापदि साधनम् (A.H.Su.16/33-34)

Rukshana Chikitsa é administrado através de alimentos, medicamentos e actividades de rotina como - consumo de Katu-Tikta-Kashaya Rasa, Khali-Pinyaka-Takra-Madhu-Arishta-Yava-Shyamaka-Kodrava-Pippali-Triphala-Pathya-Gomutra-Guggulu Sevana, Ruksha Anna-Pana-Bheshaja, Kshudha, Trushna, Ullekhana, Swedana, e Streeseva etc.

Rukshan Kruta-Atikruta Lakshana

- विरूक्षणे लङ्घनवत् कृतातिकृतलक्षणम् (A.H.Su.16/35)

Kruta-Akruta e Atikruta Lakshana de Rukshana são semelhantes aos de Langhana

Kruta lakshana

- वातमूत्रपुरीषाणां विसर्गे गात्रलाघवे

  हृदयोद्गारकण्ठास्यशुद्धे तन्द्राक्लमे गते

  स्वेदे जाते रुचौ चैव क्षुत्पिपासासहोदये

  कृतं लङ्घनमादेश्यं निर्व्यथे चान्तरात्मनि (C.Su.22/34-35)

A passagem desimpedida de Vata-Mutra e Purisha, Gatralaghava, Hrutshuddhi, Udgara Shuddhi, Kanthashuddhi e Mukhashuddhi, o alívio de Tandra e Klama, Swedapravrutti, Ruchi, Kshudha-Pipasa Udaya, etc. são os sintomas de Langhana correto.

Atikruta Lakshana

- पर्वभेदोऽङ्गमर्दश्च कासःशोषो मुखस्य च

  क्षुत्प्रणाशोऽरुचिस्तृष्णा दौर्बल्यं श्रोत्रनेत्रयोः

  मनसः संभ्रमोऽभीक्ष्णमूर्ध्ववातस्तमो हृदि

  देहाग्निबलनाशश्च लङ्घनेऽतिकृते भवेत् (C.Su.22/36-37)

Parvabheda, Angamarda, Kasa, Mukhashosha, Kshudhapranasha, Aruchi, Trushna, Shrotra e Netra Daurbalya, Manosambhrama, Urdhvavata, Tamodarshana, Deha-Agni-Bala Nasha são sintomas de Atikruta Langhana.

Akruta Rukshana significa a persistência dos sintomas incómodos de Atisneha ou a ausência de alteração dos sintomas.

Capítulo 8
8. Importância de Agni e Koshtha em Snehana

Agni é uma dádiva maravilhosa da natureza para os organismos vivos. É o meio de aceitar e reconhecer as coisas da natureza e de as utilizar para sustentar a vida.

Agni

- यदन्नं देहधात्वोजोबलवर्णादिपोषकम्

  तत्राग्निर्हेतुराहारान्न ह्यपक्वाद्रसादयः (C.Chi15/5)

Os alimentos que nutrem Deha-Dhatu-Oja-Bala-Varna, etc. no corpo têm de ser processados por Agni. Apakva Ahararasa não nutre e não produz Rasadi Dhatu.

- अग्निरेव शरीरे पित्तान्तर्गतः कुपिताकुपितः शुभाशुभानि करोति (C.Su.11/11)

Agni, sob a forma de Pitta Dosha, realiza actividades benéficas ou prejudiciais no corpo.

- अग्निं जरणशक्त्या परीक्षेत (C.Vi.4/8)

Agnibala (competência de Agni) é testada por Jaranashakti (capacidade digestiva).

- अग्निषु तु शारीरेषु चतुर्विधो विशेषो बलभेदेन भवति

  तद्यथा- तीक्ष्णो, मन्दः, समो, विषमश्चेति

  तत्र तीक्ष्णोऽग्निःसर्वापचारसहः, तद्विपरीतलक्षणस्तु मन्दः, समस्तु खल्वपचारतो

  विकृतिमापद्यतेऽनपचारतस्तु प्रकृतावतिष्ठते, समलक्षणविपरीतलक्षणस्तु विषम इति एते

  चतुर्विधा भवन्त्यग्नयश्चतुर्विधानामेव पुरुषाणाम्

  तत्र समवातपित्तश्लेष्मणां प्रकृतिस्थानां समा भवन्त्यग्नयः, वातलानां तु

  वाताभिभूतेऽग्न्यधिष्ठाने विषमा भवन्त्यग्नयः, पित्तलानां तु पित्ताभिभूते

  ह्यग्न्यधिष्ठाने तीक्ष्णा भवन्त्यग्नयः, श्लेष्मलानां तु श्लेष्माभिभूतेऽग्न्यधिष्ठाने मन्दा

  भवन्त्यग्नयः (C.Vi.6/12)

Quatro tipos de Agni são declarados em diferentes indivíduos com base em Bala (Jaranashakti) como - Teekshna, Manda, Sama e Vishama. Teekshna Agni pode digerir e metabolizar facilmente todos os tipos de alimentos, bons ou maus; Mandagni é exatamente o oposto de Teekshnagni; Samagni fica perturbado devido a Ahara e Vihara não saudáveis e é mantido com Ahara-Vihara saudáveis; As actividades de Vishamagni permanecem imprevisíveis. As pessoas Vata Prakruti, devido ao domínio de Vata em Agnisthana, possuem Vishamagni, Pitta Prakruti Teekshagni e Kapha Prakruti possuem Mandagni.

Importância de Snehamaatra de acordo com Agnibala

- यथाग्नि प्रथमां मात्रां पाययेत विचक्षणः

  पीतो ह्यतिबहुः स्नेहो जनयेत् प्राणसंशयम् (Su.Ch.31/30-31)

Snehamatra deve ser administrado de acordo com Agni; especialmente o excesso de Matra (quantidade) de Sneha pode ser prejudicial.

- मात्राशी स्यात् आहारमात्रा पुनर्ग्निबलापेक्षिणी (C.Su.5/3)

O consumo de alimentos deve ser sempre feito em Matra (quantidade) exacta. A quantidade de alimentos a ingerir por uma pessoa só pode ser decidida de acordo com o Agnibala do doente.

* यावद्धि यस्याशनमशितम् अनुपहत्य प्रकृतिं यथाकालं जरां गच्छति तावदस्य मात्राप्रमाणं

वेदितव्यं भवति (C.Su.5/4)

A quantidade de alimentos que, quando consumida por uma pessoa, é digerida sem prejudicar as actividades metabólicas num intervalo de tempo adequado, é conhecida como a sua Matrapramana (quantidade de alimentos).

Koshtha
Definição

* त्रयो रोगमार्गा इति – शाखा, मर्मास्थिसन्धयः, कोष्ठश्च

कोष्ठः पुनरुच्यते महास्रोतः शरीरमध्यं महानिम्नमामपक्वाशयश्चेति पर्यायशब्दैस्तन्त्रे, स

रोगमार्गः आभ्यन्तरः (C.Su.11/48)

A Ayurveda explicou três Rogamarga para compreender o processo da doença e para facilitar a parte do tratamento: Shakha, Marmasthisandhi e Koshtha. O Dosha continua a circular nestes Margas para manter a harmonia das funções corporais. Koshtha é o Rogamarga Abhyantara que também é chamado de Mahasrota, Shariramadhya, Mahanimna, Amapakvashaya etc.

* स्थानान्यामाग्निपक्वानां मूत्रस्य रुधिरस्य च

हृत् उण्डुकं फुफ्फुसश्च कोष्ठ इत्यभिधीयते (Su.Chi.212)

O conjunto de órgãos como Amashaya, Agnyashaya, Pakvashaya, Mutrashaya, Rudhirashaya, Hrut, Unduka e Phuphphusa é chamado de Koshtha por Sushruta. Estes são o grupo de órgãos associados às principais funções digestivas e metabólicas de uma forma ou de outra.

Koshtha é de três tipos, de acordo com a predominância de Dosha na região de Koshtha: Mrudu, Madhya e Krura.

Tipos - Mrudu, Madhya e Krura

* मृदुकोष्ठस्त्रिरात्रेण स्निह्यत्यच्छोपसेवया

स्निह्यति क्रूरकोष्ठस्तु सप्तरात्रेण मानवः

Quando se consome Accha Sneha, a pessoa Mrudukoshtha demora cerca de três dias a apresentar os sintomas de Snehana, a pessoa Madhyama Koshtha demora quatro a cinco dias e a pessoa Krurakoshtha demora sete dias a apresentar os sintomas de Snehana.

Mrudukoshtha Lakshana

* गुडमिक्षुरसं मस्तु क्षीरमुल्लोडितं दधि

पायसं कृशरां सर्पिः काश्मर्यत्रिफलारसम

द्राक्षारसं पीलुरसं जलमुष्णमथापि वा

मद्यं वा तरुणं पीत्वा मृद्कोष्ठो विरिच्यते

Uma pessoa de Mrudu Koshtha tem tendência para ficar com os movimentos soltos quando consome Guda, Ikshurasa, Mastu, Ksheera, Dadhi mexido, Payasa, Krushara, Ghruta, Kashmarirasa, Triphala Kwath, Draksharasa, Peelurasa, Ushnodaka ou mesmo Taruna Madya (álcool acabado de preparar).

Fundamentação da Mrudukoshtha

- उदीर्णपित्ताऽल्पकफा ग्रहणी मन्दमारुता

  मृदुकोष्ठस्य तस्मात् स सुविरेच्यो नरः स्मृतः

A razão por detrás de tal desempenho é o facto de o Grahani da pessoa Mrudu Koshtha conter uma grande quantidade de Udirna Pitta e menos de Kapha e Maruta. Devido à Sara Guna de Pitta, observam-se movimentos soltos nas pessoas de Mrudu Koshtha.

Fundamentação do Krurakoshtha

- विरेचयन्ति नैतानि क्रूरकोष्ठं कदाचन

  भवति क्रूरकोष्ठस्य ग्रहण्यत्युल्बणाऽनिला

Os medicamentos acima mencionados nunca induzem movimentos soltos numa pessoa de Krura Koshtha, uma vez que o Grahani dessas pessoas tem predominância de Vata, que é Sheeta, Ruksha e Laghu Guna, tais apresentações não ocorrem numa pessoa de Krura Koshtha.

Importância de conhecer Agni e Koshtha:

Snehapana é dado a uma pessoa para diferentes objectivos como Shodhana, Shamana ou Brumhana. Para obter estes efeitos sem prejudicar as actividades normais do corpo, Sneha, que possui os guna Snigdha, Guru, Picchila e Manda, etc., tem de ser utilizado judiciosamente. Aqui, o conhecimento de Agni e Koshtha permite ao Vaidya decidir o Snehamatra para obter o máximo de benefícios do Snehana com o mínimo de efeitos secundários. Em Pitta Prakruti, a predominância de Pitta em Koshtha resulta em Teekshagni e Mrudu Koshtha. Por isso, uma quantidade comparativamente pequena de Sneha durante um curto período de tempo seria suficiente para obter os efeitos desejados, ao passo que Vata Prakruti, que apresenta Vishamagni e Krura Koshtha, exigiria monitorização e ajustes de dose para obter os benefícios de Snehana. Além disso, como Vata tem caraterísticas opostas às de Sneha, seria necessário mais Sneha para obter os efeitos de Snehana. Kapha Prakruti e Mandagni também necessitam de uma utilização cuidadosa de Sneha para obter os resultados de Snehana. Mas como Kapha e Sneha possuem muitas propriedades semelhantes, a quantidade de Sneha requerida por uma pessoa de Kapha com Mandagni seria mínima e de curta duração para o objetivo de Snehana.

- मृदुकोष्ठस्य दीप्ताग्नेरतितीक्ष्णं विरेचनम्

  न सम्यङ्निर्हरेद्दोषानतिवेगप्रधावितम् (Su.Chi.33/35)

Por exemplo, num paciente Mrudukoshtha e Deeptagni, se for administrado Atiteekshna Virechana, este é metabolizado tão rapidamente que não consegue remover o Dosha do corpo e os efeitos necessários não são alcançados. Assim, o papel do conhecimento de Agni e Koshtha implica.

Recomendação para Shodhana de acordo com Avidnyaat Koshtha

- प्रागपीतं नरं शोध्यं पाययेतौषधं मृदु

  ततो विज्ञातकोष्ठस्य कार्य संशोधनं पुनः (Su.Chi.33/44)

Muitas vezes, quando um novo paciente se apresenta com Agnimandya, Samata, Vibandha, etc., é difícil obter um conhecimento exato de Agni e Koshtha. Nesses casos, quando o Shodhana é imperativo, é melhor usar o Mrudu Shodhana e, depois de obter uma avaliação correta do Koshtha e do Agni, deve administrar-se novamente o Shodhana.

Snehamatra (tipos baseados na duração da digestão)

Snehana também é classificado de acordo com a quantidade e o tempo que Sneha demora a digerir.

Tipos de Matra

* द्वाभ्याम् चतुर्भिरष्टाभिर्यामैः जीर्यति या क्रमात्

  ह्रस्वमध्योत्तमा मात्रास्तास्ताभ्यश्च ह्रसीयसीम् (A.H.Su.16/17-18)

Hraswa, Madhyama e Uttama são os três tipos de Matra que levam dois, quatro e oito Yama para serem digeridos, por esta ordem.

* अहोरात्रमहः कृत्स्नमर्धाहं च प्रतीक्ष्यते

  प्रधाना मध्यमा ह्रस्वा स्नेहमात्रा जरां प्रति

  इति तिस्रः समुद्दिष्टा मात्राः स्नेहस्य मानतः (C.Su.13/29-30)

Charaka designou as Matrabheda supracitadas como Pradhana, Madhyama e Hraswa, consoante o tempo de digestão: Ahoratra (24 horas), Krutsna Aha (12 horas) e Ardhaha (6 horas). Assim, Pradhana Matra é enorme em quantidade, Madhyama em quantidade média e Hraswa em quantidade comparativamente menor.

N.º Sr.	Pachnartha Yama Kala	Matra
1	8 Yama (24 horas)	Pradhana/Uttama
2	4 Yama (12 horas)	Madhyama
3	2 Yama (6 horas)	Hraswa

Hrasiyasi matra como dose de teste

* कल्पयेद्वीक्ष्य दोषादीन् प्रागेव तु ह्रसीयसीम् (A.H.Su.16/18)

* यथाग्नि प्रथमां मात्रां पाययेत विचक्षणः (Su.Chi.31/30)

É uma prática segura começar Snehana com Hrasiyasi Matra depois de ter em consideração as condições de Dosha, Dushya, Bala, Agni, Kala, etc. O Hrasiyasi Matra pode ser referido como uma dose de teste. Ajuda a decidir o Snehamatra ideal requerido pelo paciente. Sushruta orienta para dar Prathama Snehamatra de acordo com Agni.

Uttama Matra

Indicações para Uttama Matra

* प्रभूतस्नेहनित्या ये क्षुत्पिपासासहाः नराः

  पावकश्चोत्तमबलो येषां ये चोत्तमा बले

  गुल्मिनः सर्पदष्टाश्च विसर्पोपहिताश्च ये

  उन्मत्ताः कृच्छ्रमूत्राश्च गाढवर्चस एव च

  पिबेयुरुत्तमां मात्रां   (C.Su.13/31-32)

Uttama Snehamatra deve ser administrado a pessoas que estão habituadas a consumir Sneha em grandes quantidades regularmente, que podem suportar Kshudha e Pipasa, pessoas em que Agnibala é ótimo e pessoas que são fortes. Uttama Snehamatra deve ser selecionado em condições como Gulma, Sarpadashta, Visarpa, Unmada, Krucchramutra e Gadha (grathita) Varchas (fezes)

Modo de ação

- ....तस्याः पाने गुणाञ्छृणु

  विकाराञ्छमयत्येषा शीघ्रं सम्यक्प्रयोजिता

  दोषानुकर्षिणी मात्रा सर्वमार्गानुसारिणी

  बल्या पुनर्नवकरी शरीरेन्द्रियचेतसाम्   (C.Su.13/33-34)

A administração correta de Uttama Matra leva à sua circulação em todo o corpo; elimina facilmente o Dosha e controla o Vyadhi. Acredita-se que fortalece o corpo e é rejuvenescedor para o corpo, os órgãos sensoriais e a mente.

Madhyama Matra

Indicações para Madhyama Matra

- अरुष्कस्फोटपिडकाकण्डूपामाभिरर्दिताः

  कुष्ठिनश्च प्रमीढाश्च वातशोणितिकाश्च ये

  नातिबह्वाशिनश्चैव मृदुकोष्ठास्तथैव च

  पिबेयुर्मध्यमां मात्रां मध्यमाश्चापि ये बले (C.Su. 13/35-36)

Madhyama Matra deve ser escolhido para pessoas que são Mrudukoshthi, que não consomem grandes refeições e pessoas em que Bala é médio. Deve ser dado em desordens como Arushka, Sphota, Peedaka, Kandu, Pama, Kushthi, Prameha, Vatarakta, etc.

Modo de ação

- मात्रैषा मन्दविभ्रंशा न चातिबलहारिणी

  सुखेन च स्नेहयति शोधनार्थे च युज्यते (C.Su.13/37)

Madhyama Matra alcança Snehana Lakshana facilmente e é usado para Shodhana. Em caso de divergência durante Snehapana, não causa grande crise.

Hraswa Matra

Indicações para Hraswa Matra

- ये तु वृद्धाश्च बालाश्च सुकुमाराः सुखोचिताः

  रिक्तकोष्ठत्वमहितं येषां मन्दाग्नयश्च ये ३८

  ज्वरातिसारकासाश्च येषां चिरसमुत्थिताः

  स्नेहमात्रां पिबेयुस्ते ह्रस्वां ये चावरा बले ३९ (C.S.13/38-39)

Hraswa Matra deve ser administrado a Vruddha, Bala, Sukumara, Mandagni e a pessoas que não toleram condições adversas e nas quais o facto de ficarem com o estômago vazio conduz a problemas de saúde. Deve ser consumido em casos de Jvara, Atisara e Kasa de longa duração. Os doentes com Heena Bala devem consumir Hraswa Sneha Matra.

Modo de ação

- परिहारे सुखा चैषा मात्रा स्नेहनबृंहणी

  वृष्या बल्या निराबाधा चिरं चाप्यनुवर्तते ४० (C.Su.13/40)

O Hraswa Matra não necessita de seguir uma dieta rigorosa e um regime de rotina. Atinge os efeitos Snehana e Brumhana. Provoca o efeito Vrushya, é fortalecedor e pode ser administrado por períodos mais longos sem riscos.

Sushrutokta Matra Vichara

Sushruta mencionou quatro tipos de Matra de acordo com o tempo necessário para a digestão.

Matra digerido em 6 horas

- या मात्रा परिजीर्येत चतुर्भागगतेऽहनि

  सा मात्रा दीपयत्यग्निमल्पदोषे च पूजिता   (Su.Chi.31/25-26)

O Matra que é digerido na quarta parte do dia (6 horas) provoca Agnideepana e deve ser administrado em casos de vitimação de Alpa Dosha.

Matra digerido em 12 horas

- या मात्रा परिजीर्येत तथाऽर्धदिवसे गते

  सा वृष्या बृंहणी या च मध्यदोषे च पूजिता (Su.Chi.31/26-27)

O Matra, que demora 12 horas a ser digerido, deve ser administrado em Madhyadosha. É Vrushya (afrodisíaco) e Brumhana (provoca aumento de peso).

Matra digerido em 18 horas

- या मात्रा परिजीर्येत चतुर्भागावशेषिते

  स्नेहनीया च सा मात्रा बहुदोषे च पूजिता   (Su.Chi.31/27-28)

Matra que se digere em 18 horas deve ser dado em Bahudosha. Alcança facilmente os efeitos do Snehana Karma.

Matra digerido em 24 horas

- या मात्रा परिजीर्येत्तु तथा परिणतेऽहनि

  ग्लानिमूर्च्छामदान् हित्वा सा मात्रा पूजिता भवेत्

  अहोरात्रादसंदुष्टा या मात्रा परिजीर्यति

  सा तु कुष्ठविषोन्मादग्रहापस्मारनाशिनी   (Su.Chi.31/28-30)

O Matra que é digerido em 24 horas sem causar Glani (letargia), Murrcha (vertigem) e Mada é considerado ideal. É especialmente indicado em Kushtha, Visha, Unmada, Grahadosha, Apasmara, etc.

N.º Sr.	Matra Pachana Kala	Karmukata	Doshavastha
1	6 horas	Agnideepana	Alpadosha

2	12 horas	Vrushya, Brumhani	Madhyadosha
3	18 horas	Snehaniya	Bahudosha
4	24 horas	Kushtha, Visha, Unmada, Graha, Apasmara	Bahudosha

Importância de decidir o Matra antes de Snehapana

O Sneha dado em grande quantidade com o objetivo de alcançar Snehana rapidamente pode não ser produtivo. Em vez disso, pode resultar em Snehavyapat.

- गृह्णात्यंबु यथा वस्त्रं प्रस्रवत्यधिकं यथा

  यथाग्निर्जीर्यति स्नेहस्तथा स्रवति चाधिकः (च.सू. १ ३/९६)

- यथा चाक्लेद्य मृत्पिण्डमासिक्तं त्वरया जलम्

  स्रवति, संसते स्नेहस्तथा त्वरितसेवितः (च.सू. १ ३/९७)

Por isso, de tempos a tempos, o Acharya instruiu a utilização de Hrasiyasi Snehamatra ou Alpa Sneha e, observando o resultado, devem ser dadas diferentes formas de dosagem de Sneha.

Arohana Sneha: Este é um Vardhamana Sneha utilizado para a oleação em Shodhana Karma. É descrito por Vangasen. Neste método, a dose de Hrasiyasi de cerca de 20-40 ml de Sneha é dada ao paciente no início. A hora do apetite que indica a conclusão da digestão de Sneha (Jeerna Lakshna) é registada e, consequentemente, calcula-se a dose de digestão em 24 horas a ser utilizada em 3rd, 5th ou 7th dias. Assim, decide-se o aumento gradual da dose de Snehadravya neste tipo de Sneha.

Capítulo 9

9. Snehana Vidhi (Método de Shodhanartha Snehana)

Como já foi referido, Snehana divide-se em três tipos, com base nos objectivos: Shodhana, Shamana e Brumhana. O Shodhana é um procedimento importante e a sua fase preparatória requer uma atenção vigilante para que o Shodhana Karma seja produtivo e bem sucedido. Por conseguinte, antes do Snehapana propriamente dito, todos os medicamentos necessários, equipamentos, instruções ao doente e preparação do doente devem ser cuidadosamente geridos.

Snehapana Purva Bhojana Vyavastha

- द्रवोष्णमनभिष्यन्दि भोज्यमन्नं प्रमाणतः

  नातिस्निग्धमसन्कीर्ण श्वः स्नेहः पातुमिच्छता (C.Su.13/60)

- भोज्योऽन्नं मात्रयाऽपास्यन् श्वः पिबन्पीतवानपि

  द्रवोष्णमनभिष्यन्दी नातिस्निग्धमसन्करम् (A.H.Su.16/40-41)

A dieta no dia anterior a Snehapana deve ser Drava, Ushna, Anabhishyandi, Matrayukta, Natisnigdha e não deve conter muitas variedades.

O Shodhanartha Snehapana é administrado de manhã cedo, por volta do nascer do sol, depois de as refeições tomadas no dia anterior terem sido correctamente digeridas e quando o doente não tem fome.

Snehapanakrama

- अत उर्ध्वं स्नेहपानक्रममुपदेक्ष्यामः – अथ खलु लघुकोष्ठाय आतुराय

  कृतमङ्गलस्वस्तिवाचनायोदयगिरिशिखरसंस्थिते प्रतप्तकनकनिकरपीतलोहिते सवितरि

  यथाबलं तैलस्य घृतस्य वा मात्रां पातुं प्रयच्छेत् (Su.Chi.31/14)

O Snehapana deve ser administrado ao doente que tenha dormido bem na noite anterior e que tenha evacuado facilmente os intestinos. Taila ou Ghruta deve ser administrado de acordo com o Bala de Vyadhi e o paciente depois de fazer orações e cumprir a rotina habitual por volta do nascer do sol.

Depois de consumir Sneha

- पीतमात्रे चोष्णोदकेनोपस्पृश्य सोपानत्को यथासुखं विहरेत् (Su.Chi.31/14)

Depois de Snehapana, a limpeza deve ser feita com água morna e o doente pode deslocar-se confortavelmente usando Chappals.

Anupana de Sneha

- वार्युष्णमच्छेऽनुपिबेत् स्नेहे तत्सुखपक्तये

  आस्योपलेपशुद्ध्यै च तौवरारुष्करे न तु (A.H.Su.16/23)

Depois de consumir Accha Sneha, deve consumir-se Ushnodaka para digerir o Sneha e para eliminar o efeito untuoso na boca; deve evitar-se Ushnodaka no caso de Tuvaraka e Bhallataka Sneha para evitar efeitos indesejáveis.

- जलमुष्णं घृते पेयं यूषस्तैलेऽनु शस्यते

  वसामज्नोस्तु मण्डः स्यात् सर्वेषूष्णमथाम्बु वा (C.Su.13/22)

Ushnodaka deve ser bebido após o consumo de Ghruta, Yusha após o consumo de Taila e Manda após o consumo de Vasa ou Majja.

- केवलं पैत्तिके सर्पिर्वातिके लवणान्वितम्

  देयं बहुकफे चापि व्योषक्षारसमायुतम् (Su.Chi.31/19)

Ghruta simples deve ser administrado em afecções de Pitta. Em Vata, deve ser combinado com Lavana e, em condições de Bahu Kapha, com Vyosha e Kshara.

Sneha Jeeryamana Lakshana

- शिरोरुक भ्रम निष्ठीव मूर्च्छा सादारतिक्लमैः

  जानीयात् भेषजं जीर्यत्   (A. S. Su. 25/)

- स्युः पच्यमाने तृइदाहभ्रमसादारतिक्लमाः (Su.Chi.31/33)

Muitos sintomas diferentes aparecem quando Sneha administrado em grandes quantidades digere como - Shiroruja, Bhrama, Nishthiva, Murrcha, Sada, Arati, Klama, Trut, Daha etc. Neste caso, o paciente deve beber uma pequena quantidade de Ushnodaka ou água fervida à temperatura ambiente até ao aparecimento de Jeerna Lakshana.

Vyapat (discrepâncias) durante a digestão de Sneha

- स्नेहपीतस्य चेत्तृष्णा पिबेदुष्णोदकं नरः

  एवं चानुपशाम्यन्तां स्नेहमुष्णांबुना वमेत्

  दिह्याच्छीतैः शिरः शीतं तोयं चाप्यवगाहयेत् (Su.Chi.31/24-25)

Se aparecer Trushna ao consumir Sneha, então deve tomar-se Ushnodaka; se não retroceder, Sneha deve ser removido com Ushnodaka. Deve aplicar-se Sheeta Lepa na região da cabeça e deve seguir-se Avagahana em Sheeta Jala.

- अजीर्णे यदि तु स्नेहे तृष्णा स्याच्छर्दयेत् भिषक

  शीतोदकं पुनः पीत्वा भुक्त्वा रुक्षान्नमुल्लिखेत् (C.Su.13/73)

Se Trushna aparecer devido à indigestão de Sneha, deve ser vomitado. Ruksha Annapana deve ser consumido e eliminado com Sheeta Jala.

- पीतो ह्यतिबहुः स्नेहो जनयेत् प्राणसंशयम्

  मिथ्याचाराद्बहुत्वाद्वा यस्य स्नेहो न जीर्यति

  विष्टभ्य चापि जीर्येत्तं वारिणोष्णेन वामयेत्

  ततः स्नेहं पुनर्दद्याल्लघुकोष्ठाय देहिने (Su.Chi.31/31-32)

O Sneha administrado em quantidade excessiva de uma só vez pode ser desastroso. Se Sneha não for digerido devido a Mithyachara (dieta irracional e regime de rotina), devido a uma grande quantidade ou se for digerido com os sintomas de Vishtabdharjeerna, deve ser removido por vómito com Ushnodaka. Nestes casos, o Snehapana deve ser recomeçado quando se atinge o Koshthalaghava.

Jeerna Lakshana

- जीर्ण तद्शान्तिलाघवात्

  अनुलोमोऽनिलः स्वास्थ्यम् क्षुत्तृष्णोद्गारशुद्धिभिः (A. S. Su. 25/)

Sneha Jeeryamana Lakshana retrocede quando Sneha faz a digestão. Isto é evidente através de sintomas como Vatanulomana, Swasthyanubhuti, Kshudha, Trushna, Udgarashuddhi, etc.

- जीर्णाजीर्णविशङ्कायां स्नेहस्योष्णोदकं पिबेत्

  तेनोद्गारो भवेच्शुद्धो भक्तं प्रति रुचिस्तथा (Su.Chi.31/32-33)

Em caso de dúvida sobre a digestão de Sneha, deve consumir-se Ushnodaka. Conduz a Udgara Shuddhi e Ruchi na comida.

- जीर्णाजीर्णविशङ्कायां पुनरुष्णोदकं पिबेत्

  तेनोद्गारविशुद्धिः स्यात्ततश्च लघुता रुचिः (A.H.Su.16/24)

Este verso tem um significado semelhante ao anterior. Laghuta, para além de Udgarashuddhi e Ruchi, é sentida quando se consome Ushnodaka.

Karma Pashchat (após o aparecimento de Jeerna Lakshana)

- परिषिच्याद्धिरुष्णाभिर्जीर्णस्नेहं ततो नरम्

  यवागूं पाययेच्चोष्णां कामं क्लिन्नाल्पतण्डुलाम्

  देयौ यूषरसौ वाऽपि सुगन्धी स्नेहवर्जितौ

  कृतौ वास्त्यल्पसर्पिष्कौ विलेपी वा विधीयते (Su.Chi.31/34-35)

Quando Sneha Jeerna Lakshana é evidente, deve fazer-se Parisheka com Ushnodaka. De seguida, deve dar-se à pessoa Yavagu com alguns grãos de arroz, Snehavarjita Yusha, Mamsarasa ou Alpaghrutayukta Vilepi para comer.

- स्निग्धद्रवोष्णधन्वोत्थरसभुक् स्वेदमाचरेत् (A.H.Su.16/36)

Depois de Sneha ser digerido, Snigdha-Drava-Ushna Jangala Mamsarasa deve ser dado para comer e Swedana deve ser executado.

- उपचारस्तु शमने कार्यः स्नेहे विरिक्तवत् (A.H.Su.16/29)

No caso do Shamana Sneha, deve seguir-se o regime pós-virechana

Snigdha-Asnigdha-Atisnigdha

Snigdha Lakshana

- वातानुलोम्यं दीप्तोऽग्निर्वचः स्निग्धमसंहतम्

  मार्दवं स्निग्धता चाङ्गे स्निग्धानामुपजायते (C.Su.13/58)

Vatanulomana, Agnideepti, Snigdha e Asmahata Purisha, Mardava e Snigdhata das partes do corpo são os sintomas de Snigdha Lakshana.

- सुस्निग्धा त्वग्विट्शैथिल्यं दीप्तोऽग्निर्मृदुगात्रता

  ग्लानिर्लाघवमङ्गानामधस्तात् स्नेहदर्शनम्

  सम्यक्स्निग्धस्य लिङ्गानि स्नेहोद्वेगस्तथैव च (Su.Chi.31/52-53)

Para além dos sintomas acima referidos, Glani, Angalaghava e Snehodvega são sintomas de

Snehana preciso.

- वातानुलोम्यं दीप्तोऽग्निः वचः स्निग्धमसंहतम्

  स्नेहोद्वेगः क्लमः सम्यक्स्निग्धे (A.H.Su.16/30)

Vagbhata também sugere sintomas semelhantes aos de Snehana, tal como referido anteriormente.

Asnigdha Lakshana

- पुरीषं ग्रथितं रूक्षं कृच्छ्रादन्नं विपच्यते

  उरो विदह्यते वायुः कोष्ठादुपरि धावति

  दुर्वर्णो दुर्बलश्चैव रूक्षो भवति मानवः (Su.Chi.31/51-52)

- रूक्षे विपर्ययः   (A.H.Su.16/30)

Grathita (duro) e Ruksha (seco) Purisha (fezes), dificuldade de digestão, Urodaha, Urdhvavata, Durvarna (perda de tez), Daurbalya (fraqueza), Raukshya (secura das partes do corpo) são sintomas de Asnigdhata.

Atisnigdha Lakshana

- पाण्डुता गौरवं जाड्यं पुरिषस्याविपक्वता

  तन्द्रीररुचिरुत्क्लेशः स्यादतिस्निग्धलक्षणम् (C.Su.13/59)

- भक्तद्वेषो मुखस्रावो गुददाहः प्रवाहिका

  पुरीषस्यातिप्रवृत्तिश्च भृशस्निग्धस्य लक्षणम् (Su.Chi.31/54)

- अतिस्निग्धे तु पाण्डुत्वं घ्राणवक्त्रगुदस्रवाः (A.H.Su.16/31)

Panduta (palidez), Gaurava (peso), Jadya (dificuldade em agarrar), Tandra (sonolência), Aruchi (dificuldade em engolir), Utklesha, Bhaktdwesha (anorexia), Mukhasrava (salivação), Gudadaha (sensação de ardor na região anal), Pravahika (evacuação extenuante), Purishatipravrutti (defecação frequente), Ghranasrava (secreções nasais), etc. são sintomas de Atisnigdhata.

Linha de tratamento em Asingdha e Atisnigdha

- रूक्षस्य स्नेहनं स्नेहैरतिस्निग्धस्य रूक्षणम्

  श्यामाककोरद्दूषान्नतक्रपिण्याकशक्तुभिः (Su.Chi.31/55)

No caso de Ruksha ou Asnigdha, Snehana deve ser repetido e, no caso de Atisnigdha, Rukshana Chikitsa na forma de Annapana-Aushadha e Vihara deve ser seguido.

Snehana Prakarsha Kala

- स्नेहनस्य प्रकर्षौ तु सप्तरात्रस्त्रिरात्रिकौ (C.Su.13/ 51)

- त्र्यहमच्छं मृदौ कोष्ठे क्रूरे सप्तदिनं पिबेत्

  सम्यक्स्निग्धोऽथवा यावदतः सात्मीभवेत्परम् (A.H.Su.16/29-30)

- पिबेत्र्यहं चतुरहं पञ्चाहं षडहं तथा

  सप्तरात्रात् परं स्नेहः सात्मीभवति सेवितः (Su.Chi.31/36)

Snehana deve ser feito por um período de três a sete dias até que Snigdha Lakshana seja alcançado. O Sneha consumido durante mais de sete dias torna-se habitual para o corpo.

Dieta e regime durante o Snehapana

- उष्णोदकोपचारी स्याद्ब्रह्मचारी क्षपाशयः

  शकृन्मूत्रानिलोद्गारानुदीर्णान्श्च न धारयेत्

  व्यायाममुच्चैर्वचनं क्रोधशोकौ हिमातपौ

  वर्जयेदप्रवातं च सेवेत शयनासनम् (C.Su.13/62-63)

- उष्णोदकोपचारी स्याद् ब्रह्मचारी क्षपाशयः

  न वेगरोधी व्यायामक्रोधशोकहिमातपान्

  प्रवातयानयानाध्वभाष्यात्यासनसंस्थितीः

  नीचात्युच्चोपधानाहःस्वप्नधूमरजांसि च

  यान्यहानि पिबेत्तानि तावन्त्यन्यान्यपि त्यजेत् (A.H.Su.16/26-27)

Quando uma pessoa está a fazer uma terapia Snehana, deve usar Ushnodaka para uso interno e externo; deve seguir Brahmacharya (abstinência); deve evitar sestas diurnas ou ficar acordado à noite; não deve controlar os impulsos naturais de Shakrut, Mutra, Vata e Udgara; deve evitar-se Vyayama, Uccha Vachana, Krodha, Shoka, Shaitya, Atapa, Pravata, Yana, Adhva, Atyasana, Dhooma-Raja Sevana, cabeça baixa ou almofada grossa. Deve evitar-se o vento direto.

Snehavyapat (Complicações de Snehana)

- अकाले चाहितश्चैव मात्रया न च योजितः

  स्नेहो मिथ्योपचाराच्च व्यापद्येतातिसेवितः   (C.Su.13/79)

O Snehapana conduz a perturbações se for consumido em Akala (hora imprópria), Ahita Sneha (não adequado), Amatrayukta, durante um período mais longo e quando o regime instruído para o Snehapana não é seguido, conduz a Vyapat.

- अजीर्ण यदि तु स्नेहे तृष्णा स्याच्छर्दयेद्द्विषक् (C.Su.13/73)

  Ajeerna é uma das complicações de Snehapana

- न सर्पिः केवले पित्ते पेयं सामे विशेषतः

  सर्वं ह्यनुरजेद्देहं हत्वा संज्ञां च मारयेत् (C.Su.13/74)

Se Kevala Ghruta (ghee puro) for consumido em estado de Sama Pita, espalha-se por todo o corpo juntamente com Ghruta e conduz à iterícia e à inconsciência e, consequentemente, à morte.

- तन्द्रा सोत्क्लेश आनाहो ज्वरः स्तम्भो विसंज्ञता

  कुष्ठानि कण्डूः पाण्डुत्वं शोफार्शास्यरुचिस्तृषा

  जठरं ग्रहणीदोषाः स्तैमित्यं वाक्यनिग्रहः

  शूलमामप्रदोषाश्च जायन्ते स्नेहविभ्रमात् (C.Su.13/74)

Tandra (sonolência), Utklesha (eructação), Anaha (distensão abdominal e obstipação), Jvara (febre), Stambha (rigidez), Visandnyata (inconsciência), Kushtha (problemas de pele), Kandu (comichão), Pandutva (anemia), Shopha (inchaço), Arsha (pilhas), Aruchi (dificuldade em engolir), Trusha (sede), Jathara (ascite), Grahanidosha (problemas digestivos), Staimitya, Vakyanigraha (dificuldade em falar), Shula (dores abdominais), Amapradosha são complicações de Sneha.

- वातपित्ताधिकस्योष्णे तृष्णमूर्छोन्मादकारकः

  शीते वातकफार्तस्य गौरवारुचिशूलकृत् (Su.Chi.31/23)

Sneha consumido em Ushna Kala na condição Vata-Pittadhika causa Trushna, Murccha e Unmada e se consumido em Sheeta Kala na condição Vata-Kaphadhika causa Gaurava, Aruchi, e Shula etc.

- अमात्रयाऽहितोऽकाले मिथ्याहारविहारतः

  स्नेहः करोति शोफार्शोस्तन्द्रास्तंभविसंज्ञता

  कण्डूकुष्ठज्वरोत्क्लेशशूलानाहभ्रमादिकान् (A.H.Su.16/32-33)

As complicações de Snehapana surgem se for consumido numa forma de dosagem inadequada e num momento impróprio, se for feita uma escolha incorrecta de Sneha ou se o regime de Snehapana não for seguido.

Tratamento de Snehavyapat

- तत्राप्युल्लेखनं शस्तं स्वेदः कालप्रतीक्षणम्

  प्रति प्रति व्याधिबलं बुद्ध्वा संसनमेव च
  तक्रारिष्टप्रयोगश्च रुक्षपानान्नसेवनम्

  मूत्राणां त्रिफलायाश्च स्नेहव्यापत्तिभेषजम् (C.Su.13/77-78)

- क्षुत्तृष्णोल्लेखनस्वेदरूक्षपानान्नभेषजम्

  तक्रारिष्टखलोद्दालयवश्यामाककोद्रवम्

  पिप्पलीत्रिफलाक्षौद्रपथ्यागोमूत्रगुग्गुलु

  यथास्वम् प्रतिरोगं च स्नेहव्यापदि भेषजम् (A.H.Su.16/33-34)

Ullekhana, Sramsana, Swedana, Kalapreateekshana, Takrarishta Prayoga, Ruksha Annapana, Mutra-Triphala-Guggulu-Pippali Prayoga, etc., devem ser utilizados como linha de tratamento.

Tratamentos subsequentes após Snehana

- स्नेहात्प्रस्कन्दनं जन्तुस्त्रिरत्रोपरतः पिबेत्

  स्नेहवद्द्रवमुष्णं च त्र्यहं भुक्त्वा रसौदनम्

  एकाहोपरतस्तद्वत् भुक्त्वा प्रच्छर्दनं पिबेत् (C.Su.13/80-81)

- स्निग्धद्रवोष्णधन्वोत्थरसभुक् स्वेदमाचरेत्

  स्निग्धस्त्र्यहं स्थितः कुर्याद्विरेकं, वमनं पुनः

  एकाहं दिनमन्यच्च कफमुत्क्लेश्य तत्करैः (A.H.Su.16/36-37)

Virechana deve ser seguido após três dias de Snehapana e Vamana deve ser efectuado após um dia de Snehapana.

Capítulo 10

10. Outros tipos de Abhyantara Sneha

Shamanartha Sneha

- न शोधयति यद्दोषान् समान्नोदिरयत्यपि

  समीकरोति विषमान् शमनं तच्च सप्तधा

  पाचनं दीपनं क्षुत्तृड् व्यायामातपमारुताः (A.H.Su.14/6)

Shamana é um tratamento em que os doshas não são expulsos do corpo ou que não vicia o Samadosha. Pelo contrário, pacifica e corrige as perturbações dos doshas

Kala para Shamanartha Sneha

- शमनः क्षुद्वतोऽनन्नो मध्यमात्रश्च शस्यते (A.H.Su.16/19)

- पिबेत्संशमनं स्नेहमन्नकाले प्रकाङ्क्षितः (C.Su.13/61)

Shamana Sneha deve ser administrado como forma de tratamento paliativo quando uma pessoa sente fome; deve ser administrado em quantidade de Madhyamatra, ou seja, Matra que se digere em 12 horas.

Brumhanartha Sneha

- बृहत्वं यच्छरीरस्य जनयेत्तद्धि बृंहणम् (C.Su.22/10)

Brumhana é uma terapia que aumenta a massa corporal

- बृंहणं शमनं त्वेव वायोः पित्तानिलस्य च (A.H.Su.14/7)

Por outras palavras, Brumhana é uma terapia paliativa para Pitta e Vata

- बृंहणो रसमद्याद्यैः सभक्तोऽल्पः हितः स च (A.H.Su. 14/20)

Brumhana Sneha é administrado juntamente com alimentos, Mamsarasa ou Madya. É administrado em menor quantidade.

Indicações

- बालवृद्धपिपासार्तस्नेहद्विण्मद्यशीलिषु

  स्त्रीस्नेहनित्यमन्दाग्निसुखितक्लेशभीरुषु

  मृदुकोष्ठाल्पदोषेषु काले चोष्णे कृशेषु च (A.H.Su.16/20-21)

- सुकुमारं कृशं वृद्धं शिशुं स्नेहद्विषं तथा

  तृष्णार्तमुष्णकाले च सह भक्तेन पाययेत् (Su.Chi.31/ 37)

Brumhana Sneha é administrado a Bala (crianças), Vruddha (idosos), Pipasarta (sedentos), Snehadvit (pessoa com aversão ao Sneha), Madyasheeli (alcoólicos), Streenitya (que se entrega ao sexo), Snehanitya (consome Sneha regularmente), Mandagni, Sukhita (intolerante ao esforço), Kleshbhiru (que não pode fazer trabalho duro), Mrudu Koshtha, Alpa Dosha, Ushna Kala e Krusha.

Brumhana Sneha Kala (Diferentes períodos de tempo)

- प्राङ्मध्योत्तरभक्तोऽसावधोमध्योर्ध्वदेहजान्

  व्याधिञ्जयेत बलं कुर्यादङ्गानां च यथाक्रमम् (A.H.Su.16/22)

O Brumhana Sneha consumido antes das refeições, a meio da refeição ou depois da refeição, elimina as doenças de Adhobhaga, Madhyabhaga e Urdhvabhaga, respetivamente. Além disso, proporciona Bala a estas partes.

Avapeedaka Sneha

- बस्तिमेहनयोः शूलं मूत्रकृच्छ्रं शिरोरुजा

  विनामो वन्क्षणानाहः स्याल्लिङ्गं मूत्रनिग्रहे

Bastishula (dor na parte inferior do abdómen), Mehana shula (dor no pénis), Mutrakrucchra (dificuldade na passagem da urina), Shiroruja (dor de cabeça), Vinama (curvatura), Vankshanaha (distensão abdominal) desenvolvem-se devido ao controlo frequente da vontade de urinar.

स्वेदवगाहनाभ्यङ्गान् सर्पिषश्चावपीडकम्

मूत्रे प्रतिहते कुर्यात् त्रिविधं बस्तिकर्म च   (C.Su.7/6-7)

Avapeedaka Sneha é um tipo de Sneha utilizado no tratamento de Mutravegavarodhajanya Vikara. Swedana, Avagaha, Abhyanga, Avapeedaka Ghruta, Anuvasana, Asthapana e Uttarabasti são os tratamentos a efetuar nas condições acima referidas.

- अवपीडको बहुमात्रप्रयोगः, मात्राधिकत्वेन हि भेषजं दोषान् पीडयति इति कृत्वा

  अन्यत्र अपि उक्तम् - अवपीडकसर्पिर्भिः कोष्णैः घृततैलिकैः तथा अभ्यङ्गैः (Chakra.

  on above)

Em Avapeedaka Sneha, utiliza-se uma grande quantidade de Ghruta ou Taila morna, o que provoca um efeito sobre os Doshas viciados.

Capítulo 11
11.   Tipos de Bahya Snehana

Bahya Snehana significa a aplicação de Sneha (matéria untuosa) por via externa. Inclui uma variedade de métodos que são utilizados para aplicar Sneha.

Samvahana

Samvahana é um tipo de terapia tátil em que Sukhakara Sparsha (toque agradável) é feito na superfície externa do corpo.

- प्रीतिनिद्राकरं वृष्यं कफवातश्रमापहम्

  संवाहनं मांसं रक्तत्वक्प्रसादकरं परम् (Su.Su.24/83)

- संवाहनं सुखकरस्पर्शः

  अमितप्रभटीकाकारस्तु हस्ताभ्यां शनैः शनैः आहननमिति वदति (Dalhana)

- वातरक्ते प्रशस्यन्ते मृदु संवाहनानि च (Su.Chi.5/16)

- संवाहनानि करमर्दनानि (Dalhana)

Diferentes Acharyas deram opiniões variadas sobre o Samvahana. De acordo com Dalhana, é um Sukhakara Sparsha ou também envolve golpes com Karamardana, ou seja, pressão profunda aplicada com as mãos. Amitprabha opina que Samvahana significa golpes ligeiros no corpo. O Samvahana pode ser efectuado com Sneha ou apenas com movimentos simples. Reduz Kapha e Vata e alivia Shrama (cansaço). É benéfico para Rakta e Mamsa Dhatu e melhora a tez da pele. Provoca Nidra, gera afeto pela pessoa que executa o Samvahana e é também Vrushya (afrodisíaco). É valioso no tratamento de Vatarakta (gota).

Abhyanga
Derivação

- अभि + अङ्ग = अभ्यङ्ग

Abhyanga é uma palavra derivada de "Anga" Dhatu e com o prefixo "Abhi" forma a palavra "Abhyanga". Abhyanga é um processo de aplicação de Sneha no corpo. É incluído como parte do Dinacharya (rotina diária) pelos Acharyas da Ayurveda.

Kala para Abhyanga

- अभ्यन्गमाचरेन्नित्यं (A.H.Su.2/8)

Abhyanga é um procedimento que deve ser praticado regularmente.

Benefícios de Abhyanga

- ....स जराश्रमवातहा

  दृष्टिप्रसादपुष्ट्यायुः स्वप्नसुत्वक्त्वदार्ढ्यकृत् (A.H.Su.2/8)

O Abhyanga, quando incluído na rotina diária, ajuda a manter afastado o envelhecimento, Shrama (exaustão, ou seja, melhora a resistência), vitiação de Vata. Proporciona também Drushtiprasada (mantém a visão intacta durante mais tempo), Pushti (aumento da massa corporal), longevidade, Swapna (sono), Sutvaktva (boa textura e tez da pele) e Dardhya (firmeza e solidez) do corpo em geral.

- स्नेहाभ्यङ्गाद्यथा कुम्भश्चर्म स्नेहविमर्दनात्

  भवत्युपाङ्गादक्षश्च दृढः क्लेशसहो यथा

  तथा शरीरमभ्यङ्गाद्दृढम् सुत्वक् च जायते

  प्रशान्तमारुताबाधं क्लेशव्यायामसंसहम् (C.Su. 5/85-86)

Tal como Kumbha, Charma e Aksha do Chakra se tornam fortes e difíceis de atingir; da mesma forma, o corpo também se torna Drudha (forte) e Sutvak (textura da pele melhorada) com Abhyanga regular. Não é muito afetado pela vitiação de Vata e pode tolerar facilmente o esforço e o exercício.

- अभ्यङ्गो मार्दवकरः कफवातनिरोधनः

  धातूनां पुष्टिजननो मृजावर्णबलप्रदः (Su.Chi.24/30)

Abhyanga gera Mardava (suavidade e elasticidade), pacifica Vata e Kapha, nutre Dhatu e oferece Mruja (Shuddhaprabha-radiância), Varna (tez) e Bala (força)

- सुस्पर्शोचिताङ्गश्च बलवान् प्रियदर्शनः

  भवत्यभ्यङ्गनित्यत्वान्नरोऽल्पजर एव च

  न चाभिघाताभिहतं गात्रमभ्यङ्गसेविनः

  विकारं भजतेऽत्यर्थं बलकर्मणि वा क्वचित् (C. Su.5/87-88)

A prática de Abhyanga torna o corpo forte, firme, musculado e bem constituído. Torna-se atraente. A prática regular de Abhyanga atrasa as alterações do envelhecimento e melhora a resistência. As lesões traumáticas não afectam muito a pessoa Abhyangasevi.

Modo de ação

- स्पर्शनेऽभ्यधिको वायुः स्पर्शनं च त्वगाश्रितम्

  त्वच्यश्च परमभ्यङ्गस्तस्मात्तं शीलयेन्नरः (C. Su.5/87)

Sparshanendriya é constituído pela predominância de Vayu Mahabhuta. Tvacha (pele) é a sede do Sparshanendriya. O abhyanga praticado em Tvacha actua sobre o Vata Dosha, bem como sobre o Sparshanendriya.

- स्नेहस्य सिरामुखाधिभिः शरीरसंतर्पणकालं केचिदत्र पठन्ति –

  "रोमान्तेष्वनु देहस्य स्थित्वा मात्राशतत्रयम्

  ततः प्रविशति स्नेहश्चतुर्भिः गच्छति त्वचम्

  रक्तं गच्छति मात्राणां शतैः पञ्चभिरेव तु

  षड्भिर्मांसं प्रपद्येत मेदः सप्तभिरेव च

  शतैरष्टाभिरस्थीनि मज्जानं नवभिर्व्रजेत्

  तत्रस्थाञ्छमयेद्रोगान् वातपित्तकफात्मनाम्" (Dalhana on Su.Chi.24/30)

A aplicação externa de Sneha durante um determinado período de tempo na pele resulta na absorção do Sneha em diferentes níveis de Dhatu. O Abhyanga feito para 300 Matra entra no nível Romanta, 400 Matra entra em Tvacha, 500 Matra entra em Rakta, 600 Matra alcança

Mamsa Dhatu e 700 Matra alcança até Medo Dhatu. O Abhyanga feito para 800 Matra entra em Asthi Dhatu, enquanto o Abhyanga feito para 900 Matra atinge o nível de Majja. Ao atingir estes níveis, Snehadravya alivia o Vyadhi que ocorre devido a Vata-Pitta e Kpapha.

Recomendações especiais

- शिरःश्रवणपादेषु तं विशेषेण शीलयेत् (A.H.Su.2/9)

     Abhyanga é um procedimento que deve ser efectuado diariamente em todo o corpo; mas há três locais especiais onde é obrigatório: Shira, Shravana e Pada.

- नित्यं स्नेहार्द्रशिरसः शिरःशूलं न जायते

     न खालित्यं न पालित्यं न केशाः प्रपतन्ति च

     बलं शिरःकपालानां विशेषेणाभिवर्धते

     दृढमूलाश्च दीर्घाश्च कृष्णाः केशा भवन्ति च

     इन्द्रियाणि प्रसीदन्ति सुत्वग्भवति चाननम्

     निद्रालाभः सुखं च स्यान्मूर्ध्नि तैलनिषेवणात् (C.Su.5/81-83)

     शिरोगतान्स्तथा रोगाञ्छिरोभ्यङ्गोऽपकर्षति

     केशानां मार्दवं दैर्घ्यं बहुत्वं स्निग्धकृष्णताम्

     करोति शिरसस्तृप्तिम् सुत्वक्कमपि चाननम्

     संतर्पणं चेन्द्रियाणां शिरसः प्रतिपूरणम् (सू.चि.२४/२५-२६)

A aplicação diária de Sneha na região do couro cabeludo tem múltiplas acções. Chama-se Shirobhyanga e é um dos quatro tipos de Murdhni Taila. Shirobhyanga reforça os tecidos do corpo na região da cabeça, como o cabelo, o couro cabeludo, os ossos e as articulações do crânio, que formam uma camada protetora sobre o tecido cerebral. O tecido cerebral também é tratado pela aplicação regular de Sneha na região da cabeça. Mantém afastados Shirashula, Khalitya e Palitya. Melhora o Bala de Shira e Kapala e as raízes do cabelo, de modo a que os cabelos se tornem pretos, espessos, longos e fortes. Cuida de Indriya, melhora a textura da pele do rosto para que este fique bonito. Também proporciona um bom sono.

- न कर्णरोगाः वातोत्था न मन्याहनुसन्ग्रहः

     नोच्चैः श्रुतिर्न बाधिर्यं स्यान्नित्यं कर्णतर्पणात् (C.Su.5/84)

     हनुमन्याशिरःकर्णशूलघ्नं कर्णपूरणम् (Su.Chi.24/29)

     A prática regular de Karnatarpana afasta problemas como Manyagraha (rigidez do pescoço/ problemas cervicais), Hanugraha (maxilar travado), problemas de audição ou surdez. De acordo com Sushruta, o Karnapurana é um tratamento útil para atenuar as dores e os incómodos em Hanu (maxilar), Manya (zona cervical), Shira (cabeça) e Karna.

- खरत्वं स्तब्धता रौक्ष्यं श्रमः सुप्तिश्च पादयोः

  सद्य एवोपशाम्यन्ति पादाभ्यङ्गनिषेवणात्

  जायते सौकुमार्यं च बलं स्थैर्यं च पादयोः

  दृष्टिः प्रसादं लभते मारुतश्चोपशाम्यति

  न च स्याद्गृध्रसीवातः पादयोः स्फुटनं न च

  न सिरास्नायुसंकोचः पादाभ्यङ्गेन पादयोः (C.Su.5/90-92)

Padabhyanga reduz Raukshya (secura), Kharatva (aspereza), Shrama (enfraquecimento dos tecidos) e Supti (dormência) de Pada. Proporciona Bala, Stairya, Saukumarya, Drushtiprasada e Vatashamana. O Padabhyanga regular evita Grudhrasivata, Padasphutana e Sira-Snayu Sankocha.

Contra-indicações de Abhyanga

- वर्ज्योऽभ्यङ्गः कफग्रस्तकृतसंशुद्ध्यजीर्णिभिः(A.H.Su.2/9)

- केवलं सामदोषेषु न कथञ्चन योजयेत्

  तरुणज्वर्यजीर्णी च नाभ्यक्तव्यो कथञ्चन

  तथा विरिक्तो वान्तश्च निरुढो यश्चापि मानवः

  पूर्वयोः कृच्छ्रता व्याधेरसाध्यत्वमथापि वा

  शेषाणां तदहः प्रोक्ता अग्निमान्द्यादयो गदाः

  संतर्पणसमुत्थानां रोगाणां नैव कारयेत् (Su.Chi.24/35-37)

O Abhyanga deve ser evitado em casos de Kaphavyadhi, após o Karma Samshodhana e em Ajeerna. Nunca deve ser utilizado em condições de Sama Dosha. Não deve ser efectuado em casos de Taruna Jvara, Virikta, Vanta ou Nirudha, Agnimandyadi Vyadhi e Santarpanajanya Vyadhi. Devido à aplicação de Sneha, estas doenças podem tornar-se Krucchrasadhya ou Asadhya.

<u>Mardana</u>

- तं कृत्वाऽनुसुखं देहं मर्दयेच्च समन्ततः (A.H.Su.2/12)

Na rotina de Dincharya, Abhyanga e Vyayama são seguidos por Mardana, que envolve massajar partes do corpo com pressão.

- मर्दनं तु गाढं पादाभ्यामारभ्य कटिपर्यन्तं

A Gadha Mardana (massagem profunda) deve ser efectuada na região de Pada a Kati.

- वातस्योपक्रमः स्नेहः स्वेदः संशोधनं मृदु

  स्वाद्वम्ललवणोष्णानि भोज्यान्यभ्यङ्गमर्दनम् (A.H.Su.13/1)

  मर्दनं पाणिभ्यां (Arunadatta, A.H.Su.13/1)

  Mardana está incluído na parte do tratamento de Vata com a ajuda das mãos.

- स्नेहाभ्यङ्गोपनाहाश्च मर्दनालेपनानि च

त्वङ्मांसासृक्सिराप्राप्ते कुर्यात् चासुग्विमोक्षणम् (Su.Chi.4/7)

Mardana é a terapia aconselhada em Vatarakta quando a patologia atinge Tvak-Mamsa-Rakta e Sira.

Unmardana

- स्नेहोपनाहाग्निकर्मबन्धनोन्मर्दनानि च

  स्नायुसंध्यस्थिसंप्राप्ते कुर्याद्वायौ अतन्द्रितः (Su.Chi.4/8)

Unmardana inclui a elevação do tecido e a execução da massagem na direção oposta à de Mardana. É defendida em Snayu-Sandhi-Asthigata Vata.

- असह्यायां तु कन्डुवामून्मर्दनोद्धर्षणाभ्यां परिहारः (C.Sha.8/32)

Em caso de comichão insuportável nos Kikwis da mulher grávida, deve fazer-se Unmardana e Udgharshan para obter alívio.

- उन्मर्दनं शोफिषु मूत्रपिष्टं शस्तस्तथा मूलकतोयसेकः (C.Chi.12/73)

Em Shopha Roga, Unmardana é aconselhado com Mutrapishta Aushadhi.

Padaghata

- वातघ्नतैलैरभ्यङ्गं मूर्धिन तैलविमर्दनम्

  नियुद्धं कुशलैः सार्धं पादाघातं च युक्तितः (A.H.Su.3/10)

Padaghata é um tipo de massagem feita com os pés por uma pessoa experiente. É recomendada no Hemant Rutucharya após a realização de Abhyanga com Vataghna taila e após a aplicação de óleo no couro cabeludo.

- व्यायामस्विन्नगात्रस्य पद्भ्यां उद्वर्तितस्य च

  व्याधयो न उपसर्पन्ति सिंहं क्षुद्रमृगा इव (Su.Chi.24/43)

  पद्भ्यां उद्वर्तितस्य पादाभ्यां बहुकृतमर्दनस्य इत्यर्थः (Dalhana)

Padaghata envolve Mardana vigoroso com Pada. É administrado a uma pessoa que transpira devido a Vyayama. Em suma, Padaghata é um tratamento que pode ser tolerado por uma pessoa forte que efectua muito exercício rigoroso. É admirado com a referência de que, tal como os animais pequenos não incomodam o leão, da mesma forma, os Vyadhi não atacam uma pessoa que executa regularmente Vyayama e experimenta Padaghata.

Karnapurana

- न कर्णरोगा वातोत्था न मन्याहनुसंग्रहः

  नोच्चैः श्रुतिर्न बाधिर्यं स्यान्नित्यं कर्णतर्पणात् (C.Su.5/84)

- हनुमन्याशिरःकर्णशूलघ्नं कर्णपूरणम् (Su.Chi.24/29)

- शिरःश्रवणपादेषु तं विशेषेण शीलयेत् (A.H.Su.2/8)

A importância do Karnapurana já foi abordada em Abhyanga.

Vidhi (método)

- धारयेत्पूरणं कर्णे कर्णमूलं विमर्दयन्

  रुजः स्यान्मार्दवं यावन्मात्राशतमवेदने (A.H. Su. 22/32)

Em Karnapurana, Sneha é derramado suavemente em Karna Srotas. Mantém-se até que os sintomas de Ruja diminuam. Em casos normais, o Karnapurana é efectuado durante cerca de 100 Matra. O Sneha é retirado do Karna com a ajuda de algodão ou gaze e o Karna é cuidadosamente limpo.

Akshitarpana

Indicações

- नयने ताम्यति स्तब्धे शुष्के रुक्षेऽभिघातिते

  वातपित्तातुरे जिहैं शीर्णपक्ष्मावलेक्षणे

  कृच्छ्रोन्मीलिशिराहर्षशिरोत्पाततमोऽर्जुनैः

  स्यन्दमन्थान्यतोवातवातपर्यायशुक्रकैः

  आतुरे शान्तरागाश्रुशूलसंरम्भदूषिके (A.H.Su.24/1-3)

Akshitarpana é um procedimento em que Snehana é efectuado externamente na região dos olhos. É efectuado em casos de fadiga ocular, Netrastabdhata, Shushkata (secura dos olhos), Netrabhighata (traumatismo), Vata-Pittaja Roga na região de Netra, Jirhata (estrabismo), Sheerna Pakshma (perda de pestanas), Avilekshna (nebulosidade da visão), Krucchronmila (dificuldade em fechar e abrir o olho), Siraharsha, Shirotpata, escuridão à frente dos olhos, Arjuna, Syanda, Anyatovata, Vataparyaya, Shukra e em condições em que a lacrimação é afetada, dor, irritação, etc., estão presentes nos olhos.

Kala

- निवाते तर्पणं योज्यं शुद्धयोर्मूर्धकयाययोः

  काले साधारणे प्रातः सायं वोत्तानशायिनः (A.H.Su.24/3-4)

Kaya Shuddhi e Murdha Shuddhi são condições prévias recomendadas para Akshitarpana. É feito em Nivata (onde não há fluxo direto de vento) em Sadharana Kala (sem extremos de temperatura) em Pratah (manhã) ou Sayam (noite).

Método:

- यवमाषमयीं पालीं नेत्रकोशाद्बहिः समाम्

  द्व्यङ्गुलोच्चाम् दृढां कृत्वा यथास्वम् सिद्धमावपेत् (A.H.Su.24/4-5)

A pessoa é obrigada a deitar-se em posição supina. Constrói-se uma armação de farinha Yava e Masha à volta do Netrakosha. Deve ser uniforme, firme e ter dois Angula de altura. O Siddha Ghruta aquecido num banho de água quente deve ser derramado na moldura suavemente quando os olhos estão fechados. Pede-se ao paciente que abra e feche os olhos suavemente para obter a ação de Siddha Ghruta.

Tarpana dravya:

- सर्पिर्निमीलिते नेत्रे तप्ताम्बुप्रविलायितम्

  नक्तान्ध्यवाततिमिरकृच्छ्रबोधादिके वसाम् (A.H.Su.24/5-6)

Jeevantyadi ghruta, Patoladi ghruta, Triphala ghruta, Shatahvadi tarpana ghruta etc. são usados para Netratarpana. Em casos de Naktandhya (cegueira nocturna), Timira (problemas de retina) ou Krucchrabodadi, Vasa é recomendado por Vagbhata.

Dharana Kala:

- अथोन्मेषं शनकैस्तस्य कुर्वतः
मात्रा विगणयेत्तत्र वर्त्मसन्धिसितासिते
दृष्टौ च क्रमशो व्याधौ शतं त्रीणि च पञ्च च
शतानि सप्त चाष्टौ च दश मन्थे दशानिले
पित्ते षट् स्वस्थवृत्ते च बलासे पञ्च धारयेत् (A.H.Su.24/6-8)

N.º Sr.	Vyadhi Sthana	Dharana Kala
1	Vartma Roga	100 matra
2	Sandhiroga	300 matra
3	Sita Roga	500 matra
4	Asita Roga	700 matra
5	Drushti Roga	800 matra
6	Adhimantha e Vata Roga	1000 matra
7	Pitta Roga & Swastha	600 matra
8	Kapha Roga	500 matra

Remoção:

- कृत्वाऽपाङ्गे ततो द्वारम् स्नेहं पात्रे निगालयेत् (A.H.Su.24/9)

Sneha é retirada da piscina fazendo um buraco na moldura na região de Apanga e recolhida num recipiente.

Pashchat karma

- अपिबेच्च धूमं नेक्षेत व्योम रूपं च भास्वरम् (A.H.Su.24/9)

Deve-se fazer Dhoomapana e não se deve olhar diretamente para Akasha (céu) ou para objectos brilhantes.

Utilizar de acordo com Doshapradhanya:

- इत्थं प्रतिदिनं वायौ पित्ते त्वेकान्तरं कफे

  स्वस्थे च द्व्यन्तरम् दद्यादातृप्तेरिति योजयेत् (A.H.Su.24/10)

N.º Sr.	Dosha	Kala
1	Vayu	Pratidina
2	Pitta	Ekantara- Suplente
3	Kapha e Swastha	Dwyantara - de três em três dias

Akshitarpana deve ser feita todos os dias em Vatadushti, todos os dias alternados em Pittadushti e após dois dias em Kaphadushti e pacientes Swastha. Deve ser feito até Atrupti (contentamento).

Samyagyoga:

- प्रकाशक्षमता स्वास्थ्यम् विशदं लघु लोचनम्

  तृप्ते...   (A.H.Su.24/11)

Quando o Akshitarpana é feito com sucesso, ocorrem sintomas como Prakasha-Kshamata (reversão da fotofobia), Swasthya (sensação de saúde), Vishada Lochana (olhos limpos e claros) e Laghuta (sensação de leveza na região dos olhos).

Asamyagyoga:

- विपर्ययोऽतृप्ते (A.H.Su.24/11)

Prakasha-Akshamata (fotofobia), Aswasthya (sensação de insalubridade), Avishada (viscosidade, pegajosidade) e peso na região dos olhos são sentidos juntamente com a persistência da doença.

Atiyoga:

- अतितृप्ते श्लेष्मजा रूज: (A.H.Su.24/11)

O Atiyoga apresenta sintomas de Kapha, como peso, lacrimejamento, viscosidade, turvação da visão, etc.

Putapaka (A.H.Su.24)

- स्नेहपीता तनुरिव क्लान्ता दृष्टिर्हि सीदति

  तर्पणानन्तरं तस्माद्दृगबलाधानकारिणम

  पुटपाकं प्रयुञ्जीत पूर्वोक्तेषु एव यक्षमसु

Putapaka é um procedimento seguido após Tarpana para aliviar o cansaço dos olhos e restaurar a função da visão. Putapaka é indicado nas mesmas condições que o Tarpana.

Tipos de Putapaka

सवाते स्नेहनः श्लेष्मसहिते लेखनो हितः

दृग्दौर्बल्येऽनिले पित्ते रक्ते स्वस्थे प्रसादनः

Snehana, Lekhana e Prasadana são os três tipos de Putapaka.

Nas afecções oculares de Vatika, utiliza-se Snehana Putapaka; em Kapha, Lekhana e na fraqueza dos olhos, Vata-Pitta e Rakta Dushti, bem como nas afecções de Swastha (saúde), utiliza-se Prasadana Putapaka.

Snehana Putapaka Kalpana

- भूशयप्रसहानूपमेदोमज्जवसामिषैः

स्नेहनं पयसा पिष्टैः जीवनीयैश्च कल्पयेत्

O Snehana Putapaka é feito com medicamentos do Jeevaniya Gana, juntamente com Dugdha e Meda, Majja, Vasa e Mamsa de animais Bhushaya (que vivem debaixo da terra), Prasaha (que cortam e mordem os alimentos) e Anupa (zona húmida). É criada uma pasta com os medicamentos acima referidos.

Lekhana Putapaka Kalpana

- मृगपक्षियकृन्मांसमुक्तायस्ताम्रसैन्धवैः

स्रोतोजशङ्खफेनालैर्लेखनं मस्तुकल्कितैः

O Lekhana Putapaka é preparado com Yakrut e Mamsa de animais, Mukta (pérola), Aya (ferro), Tamra (cobre), Saindhava, Srotonjana (sulfureto de antimónio), Shankha (búzio), Samudraphena, Ala, etc., transformados em pasta para utilização no Mastu (camada de água por cima da coalhada).

Prasadana Putapaka

- मृगपक्षियकृन्मज्जवसान्त्रहृदयामिषैः

मधुरैः सघृतैः स्तन्यक्षीरपिष्टैः प्रसादनम्

O Prasadana Putapaka é feito com Yakrut, Majja, Vasa, Antra, Hrudaya e Mamsa de animais, drogas Madhura, Ghruta, leite humano e Dugdha.

Putapaka Kalpana

- बिल्वमात्रं पृथक् पिण्डं मांसभेषजकल्कयोः

उरुबूकवटाम्भोजपत्रैः स्नेहादिषु क्रमात्

वेष्टयित्वा मृदा लिप्तं धवधन्वनगोमयैः

पचेत्प्रदीप्तैरग्न्याभं पक्वं निष्पीड्य तद्रसम्

नेत्रे तर्पणवद्युञ्ज्यात्

A forma de pasta de Mamsa e Bheshaja Kalka na quantidade de Bilvaphala é envolvida em folhas de Eranda (Snehana), Vata (Lekhana) e Kamala (Prasadana). É coberto com lama e seco, e depois aquecido no fogo de Dhava-Dhanva e Gomaya até ficar em brasa. Depois, do bolo, extrai-se o sumo e utiliza-se como em Tarpana.

Dharana Kala

- शतं द्वे त्रीणि धारयेत्

  लेखनस्नेहनान्त्येषु

Putapaka dravya deve ser mantido por um período de 100, 200 e 300 Matra, respetivamente para Lekhana, Snehana e Prasadana Karma.

Ushna-Sheetata

- कोष्णे पूर्वी हिमोऽपरः   (A.H.Su.24/12-20)

Putapaka Dravya deve ser Koshna para Lekhana e Snehana e Sheeta para Prasadana Karma de Putapaka.

O Dhoomapana é indicado no final do Snehana e do Lekhana Putapaka. O Yoga Lakshana de Putapaka é semelhante ao de Tarpana.

Tarpana e Putapaka não devem ser indicados nos casos em que Nasya é contraindicado. Pathyahara e Vihara devem ser seguidos até ao dobro do período após a realização de Tarpana e Putapaka. Deve-se colocar flores de Malati (Jati) e Mallika (Mogra) nos olhos ao deitar.

Ashchotana

- आश्च्योतनं नेत्रविरेकार्थं द्रवौषधदानम्, तच्चेहानभिहितमपि फलैक्यात् अभिहितम्,

  आदिशब्देन पुटपाकादिनां ग्रहणम् (Chakra. On C.Su.5/18-19)

Ashchotana é um procedimento que consiste em colocar medicamentos nos olhos para estimular a irrigação.

Utilização e necessidade de Ashchotana

- सर्वेषामक्षिरोगाणादावाश्चोतनं हितम्

  रुक्तोदकण्डूघर्षाश्रुदाहरागनिबर्हणम्   (A.H.Su.23/1)

É um tratamento de eleição para Netraroga (afecções oftálmicas) e alivia Ruja (dor), Toda (dor aguda), Kandu (comichão), Gharsha (aspereza), Ashru (lacrimejar), Daha (ardor) e Raga (vermelhidão) dos olhos.

Tipos

- उष्णं वाते, कफे कोष्णं तच्छीतम् रक्तपित्तयोः (A.H.Su.23/2)

As condições de Vata devem ser tratadas com Ushna, as de Kapha com Koshna e o envolvimento de Pitta-Rakta deve ser tratado com Sheeta Ashchotana.

Vidhi (método de procedimento)

- निवातस्थेन वामेन पाणिनोन्मील्य लोचनम्

  शुक्तौ प्रलंबयाऽन्येन पिचुवर्त्या कनीनिके

  दश द्वादश वा बिन्दून् द्वयङ्गुल्यादवसेचयेत्

  ततः प्रमृज्य मृदुना चैलेन कफवातयोः

  अन्येन कोष्णपानीयप्लुतेन स्वेदयेन्मुदु (A.H.Su.23/2-4)

O paciente deve estar sentado ou deitado no lugar Nivata. O terapeuta deve abrir o olho do paciente com a mão esquerda. Deitam-se dez a doze gotas de medicamento no olho do doente com a ajuda de um doseador de medicamentos, Shukti (concha), Pichuvarti (mecha) ou Kaninika (dedo mindinho), à altura de duas Angula. De seguida, os olhos devem ser limpos com um pano macio e limpo. Nas afecções de Kapha-Vata, deve administrar-se Mrudu

Swedana (fomentação ligeira) com um pano embebido em Koshna (água tépida) Jala (água). Nos casos de vitimação de Pitta e Rakta, deve utilizar-se Sheeta Jala para esfregar.

Vyapat de Atiushna ou Atisheeta Ashchotana

- अत्युष्णतीक्ष्णं रुग्रागट्टडनाशायाक्षिसेचनम्

  अतिशीतं तु कुरुते निस्तोदस्तम्भवेदनाः

  कषायवर्त्मता घर्ष कृच्छ्रादुन्मेषणं बहु

  विकारवृद्धिमत्यल्पं संरम्भमपरिसृतम् (A.H.Su.23/5-6)

Os medicamentos Atyushna e Teekshna (quentes e concentrados) provocam Ruja (dor), Raga (vermelhidão), Druknasha (perda de visão). O medicamento Atisheeta provoca Nistoda (dor aguda), Stambha (dificuldade nos movimentos oculares) e Vedana (dor). Gharshana (esfregar) provoca aspereza e descoloração das pálpebras, o excesso de medicamento provoca dificuldade em abrir os olhos, Atyalpa (muito pouco) medicamento agrava os sintomas enquanto que o medicamento que não se espalha nos olhos provoca Samrambha (irritação).

Modo de ação da Ashchotana

- गत्वा संधिशिरोघ्राणमुखस्रोतांसि भेषजम्

  उर्द्ध्वगान्नयने न्यस्तमपवर्तयते मलान् (A.H.Su.23/7)

As drogas colocadas através de Ashchotana chegam a diferentes Sandhi, Shira, Ghrana e Mukha através de Srotasa (canais) e removem Mala (Dosha) no Urdhwabhaga.

Anjana- Necessidade de Anjana

- चक्षुस्तेजोमयं तस्य विशेषात् श्लेष्मतो भयम्

  ततः श्लेष्महरं कर्म हितं दृष्टेः प्रसादनम् (C.Su.5/16)

Chakshu, ou seja, os olhos, são o órgão Tejasa -Agneya de acordo com a constituição Bhautika. É influenciado negativamente por Kapha; por isso, Anjana como Shleshmahara (aliviador de Kapha) Karma é essencial para manter o funcionamento normal dos olhos.

Chakshuprasada

- सौवीरमञ्जनं नित्यं हितमक्ष्णोः प्रयोजयेत् (C.Su.5)

Anjana é de diferentes tipos. Entre estes, o Sauviranjana é um tipo incluído no Dinacharya para ser executado diariamente. É bom para os olhos para preservar a função da visão.

Sravananjana para ser utilizado apenas à noite

- पञ्चरात्रेऽष्टरात्रे वा स्रावणार्थे रसाञ्जनम्

  दिवा तन्न प्रयोक्तव्यं नेत्रयोस्तीक्ष्णं अञ्जनम्

  विरेकदुर्बला दृष्टिरादित्यं प्राप्य सीदति

  तस्मात् स्राव्यं निशायां तु ध्रुवमञ्जनमिष्यते

Rasanjana é uma variante Shodhana de Anjana que deve ser efectuada a cada cinco ou oito dias, conforme a necessidade. Deve ser feito apenas à noite, pois é muito potente. Os olhos ficam enfraquecidos devido à lacrimação depois de Rasanjana e o brilho do sol pode prejudicá-los. Por isso, deve ser feito à noite.

- यथा हि कनकादीनां मलिनां विविधात्मनाम्

  धौतानां निर्मला शुद्धिस्तैलचेलकचादिभिः

  एवं नेत्रेषु मर्त्यानामञ्जनाश्च्योतनादिभिः

  दृष्टिर्निराकुला भाति निर्मले नभसीन्दुवत्   (C.Su.5/15-19)

Importância de Ashchotana e Anjana: Como Kanakadi (ouro, etc.), os diferentes objectos ficam encardidos devido às camadas de pó e sujidade. Depois de serem lavados e limpos com Taila (óleo), pano, etc., ficam limpos; da mesma forma, os procedimentos de Anjana e Ashchotanadi limpam os olhos e melhoram a visão.

Indicações de Anjana

- अथाञ्जनं शुद्धतनोर्नेत्रमात्राश्रये मले

  पक्वलिङ्गेऽल्पशोफातिकण्डूपैच्छिल्यलक्षिते

  मन्दघर्षाश्रुरागेऽक्ष्णि प्रयोज्यं घनदूषिके

  आर्ते पित्तकफासुग्भिर्मारुतेन विशेषतः (A.H.Su. 23/8-9)

Anjana é recomendado após a conclusão de Shodhana, especialmente para os olhos. É indicado em Pakvalinga (catarata), Alpa Shpha (inchaço), Atikandu (comichão intensa), Paicchilya (aderência), Gharsha (aspereza/irritação), Raga (vermelhidão), Ghanadushika (secreções espessas dos olhos) e aflição dos olhos devido a doenças oftálmicas relacionadas com Vata-Pitta-Kapha e Rakta viciados.

Contra-indicações

- नाञ्जयेद्भीतवमितविरिक्ताशितवेगिते

  क्रुद्धज्वरिततान्ताक्षिशिरोरुक्शोकजागरे

  अदृष्टेऽर्कं शिरःस्नाते पीतयोर्धूममद्ययोः

अजीर्णेऽग्न्यर्कसंतप्ते दिवासुप्ते पिपासिते (A.H.Su. 23/23-24)

Não se deve fazer Anjana se a pessoa estiver Bheeta (assustada), Vamita e Virikta (imediatamente após Shodhana), Ashikta (após o consumo de alimentos), Vegita (tem de passar por impulsos naturais), Kruddha (irritada), Jvarita (febre), Tanta (exaustão devido à perda de líquidos do corpo através da transpiração, etc.), Akshiruja (dor nos olhos), Shiroruk (dor de cabeça), Shoka (deprimido), Jagarita (se a pessoa não tiver dormido bem), quando o Sol está coberto de nuvens, Shirasnata (banho de cabeça), Dhoomapana, Madyapeeta (consumo de álcool), Ajeerna, fadiga devida a Agni ou Arka, Divasupta (sestas diurnas), Pipasita (sede)

N.º Sr.	Tipo	Dravia	Shalaka
1	Lekhan	Kashaya-Amla-Patu-U shna	Tamra
2	Ropana	Tikta	Kalaloha

| 3 | Drushtiprasadana | Swadu-Sheeta | Rajata, Suvarna |

Tipos de Anjana

- लेखनं रोपणं दृष्टिप्रसादनमिति त्रिधा

अञ्जनम्　　　　　　　　　　　　　(A.H.Su. 23/10)

Anjana é de três tipos: Lekhana, Ropana e Drushtiprasadana

Dravyaprayoga

- लेखनं यत्र कषायाम्लपटूषणैः

रोपणं तिक्तकैर्द्रव्यैः स्वादुशीतैः प्रसादनम्(A.H.Su. 23/10-11)

O Lekhananjana é efectuado com os medicamentos Kashaya-Amla-Lavana e Katu, o Ropana com os medicamentos Tikta e o Prasadana com os medicamentos Swadu e Sheeta.

Anjana Shalaka

- दशाङ्गुला तनुर्मध्ये शलाका मुकुलानना

प्रशस्ता लेखने ताम्री रोपणे काललोहजा

अङ्गुली च सुवर्णोत्था रुप्यजा च प्रसादने (A.H.Su. 23/12-13)

Anjana é feito com Anjana Shalaka (vara) que tem 10 Angula de comprimento, é fina no meio e Mukulanana (termina como o botão de uma flor). A Shalaka de Tamra (cobre) é usada para Lekhana, a de Kalalohaja (ferro) para Ropana e a de Prasadana Anjana é feita com a Shalaka de Anguli (dedo), Suvarna (ouro) ou Raupya (prata).

Anjana Kalpana

- पिण्डो रसक्रिया चूर्णंस्त्रिधैवाञ्जनकल्पना

गुरौ मध्ये लघौ दोषे तां क्रमेण प्रयोजयेत्(A.H.Su. 23/14)

Anjana é feito com medicamentos em três formas (Kalpana) como Pinda, Rasakriya e Churna. O Pinda é utilizado em perturbações de grau grave, o Rasakriya em perturbações moderadas e o Churna em perturbações de baixo grau.

Matra

- हरेणुमात्रा पिण्डस्य वेल्लमात्रा रसक्रिया

तीक्ष्णस्य, द्विगुणं तस्य मृदुनः चूर्णितस्य च(A.H.Su. 23/15)

- द्वे शलाके तु तीक्ष्णस्य. तिस्रः तदितरस्य च(A.H.Su. 23/15-16)

N.º Sr.	Kalpana	Matra (Teekshna)	Matra (Mrudu)
1	Pinda	Harenu	2 Harenu

| 2 | Rasakriya | Vellamatra | 2 Vellamatra |
| 3 | Churna | Dwe Shalake | Tisra Shalake |

Atiteekshna (concentrado), Atimrudu (diluído), Atistoka (muito pouco), Atibahu (grande quantidade), Atighana (consistência espessa), Atikarkasha (áspero), Atisheeta (frio) ou Atyushna (quente) Anjana deve ser evitado (A.H.Su.23/25).

Pashchaat karma

- अथानुन्मीलयन् दृष्टिमन्तःसञ्चारयेच्छनैः

  अन्जिते वर्मनी किञ्चिच्चालयेच्चैवमञ्जनम्

  तीक्ष्णं व्याप्नोति सहसा न चोन्मेषनिमेषणम्

Os globos oculares devem ser enrolados enquanto os olhos estão fechados, deve ser feita uma massagem muito ligeira nas pálpebras para que Anjanaushadha se espalhe uniformemente nos olhos. Os olhos não devem ser abertos e fechados de repente.

- निष्पीडनं च वर्मभ्यां क्षालनं वा समाचरेत् (A.H.Su. 23/26-27)

  Deve evitar-se esfregar com força ou lavar os olhos.

- अपेतौषधसंरम्भं निर्वृतं नयनं यदा

  व्याधिदोषर्तुयोग्याभिरद्भिः प्रक्षालयेत्तदा (A.H.Su. 23/28)

Quando a irritação dos olhos diminuir e os olhos ficarem limpos, de acordo com Rutu, Dosha e Vyadhi adequados, deve utilizar-se Koshna ou Sheeta Jala para lavar os olhos.

- दक्षिणाङ्गुष्ठकेनाक्षि ततो वामं सवाससा

  ऊर्ध्ववर्मनि सङ्गृह्य शोध्यं वामेन चेतरत् (A.H.Su. 23/29)

- वर्मप्राप्तोऽञ्जनाद्दोषो रोगान्कुर्यात् अतोऽन्यथा (A.H.Su. 23/30)

Em seguida, os restos de Anjana devem ser limpos do olho, abrindo a pálpebra superior do olho esquerdo e limpando com um pano com o polegar direito e vice-versa. Os restos de Anjana na pálpebra podem acabar por ser prejudiciais.

Teekshnanjana não deve ser feito à noite ou quando o clima é muito frio; pois não consegue eliminar os Doshas e não dá os resultados desejados (A.H.Su.23/22). Se se sentir Kandu e Jadya depois de fazer Anjana, deve consumir-se Teekshna Dhooma. A irritação causada pelo Teekshnanjana é aliviada pelo uso de Pratyanjana, que está na forma de pó e tem uma potência fria.

Gandusha

- असन्चार्या तु या मात्रा गण्डूषः स प्रकीर्तितः (Su.Chi.40/62)

- असन्चार्या मुखे पूर्णे गण्डूषः कवलोऽन्यथा (A.H.Su.22/12)

- असंचारी मुखे पूर्णे गण्डूषः (Sha.U.10/4)

Gandusha é um procedimento em que os medicamentos sob a forma de líquido são mantidos na boca em quantidade abundante. Gandusha é definido como um processo em que o líquido na boca não pode ser movido. Kavala é o oposto de Gandusha. Gandusha e Kavala têm um papel favorável em todas as partes da cavidade oral.

* हन्वोर्बलं स्वरबलम् वदनोपचयः परः

   स्यात् परम् च रसज्ञानमन्ने च रुचिरुत्तमा

   न चास्य कण्ठशोषः स्यान्नौष्ठयोः स्फुटनात्भयम्

   न च दन्ताः क्षयं यान्ति दृढमूला भवन्ति च

   न शूल्यन्ते न चाम्लेन हृष्यन्ते भक्षयन्ति च

   परानपि खरान्भक्ष्यांस्तैलगण्डूषधारणात् (च.सू.५/७८-८०)

Hanubala (reforço do maxilar), Swarabala (reforço dos órgãos da fala), Vadanopachaya (reforço do tecido das bochechas), Rasadnyana (sensação gustativa), Annaruchi
(engolir facilmente os alimentos) e Dantamula Drudhata (fixação da Dantamula) são alcançados por Gandusha. Kanthashosha (secura da boca), Oshthasphutana (rachaduras na pele dos lábios) e Dantakshaya (perda de cálcio na massa dentária) não são experimentados devido a Gandusha. Taila Gandusha Dharana é especialmente útil em Dantashula e Dantaharsha. Uma pessoa pode comer alimentos duros facilmente devido ao uso regular de Taila Gandusha.

* मुखवैरस्यदौर्गन्ध्यशोफजाड्यहरं सुखम्

   दन्तदार्ढ्यकरं रुच्यं स्नेहगण्डूषधारणम् (Su.Chi.24/14)

Mukhadaurgandhya, Mukhavirasata, Shopha e Gaurava são aliviados por Sneha Gandusha. É Dantadardhyakara e Ruchikara.

Tipos de Gandusha

Gandusha é de quatro tipos - Snigdha, Shamana, Shodhana e Ropana.

* चतुष्प्रकारो गण्डूषः स्निग्धः शमनः शोधनौ

   रोपणश्च(A.H.Su.22/1)

   * त्रयस्तत्र त्रिषु योज्याः चलादिषु

      अन्त्यो व्रणघ्नः

Yojana

Snigdha Gandusha é utilizado em problemas orais que ocorrem devido à vitiação de Vata; Shamana Gandusha em caso de Pittaja Vyadhi, Shodhana Gandusha em Kaphaja Vyadhi e Ropana Gandusha é utilizado em Mukhavrana.

Snigdha

* स्निग्धोऽत्र स्वाद्वम्लपटुसाधितैः

Snigdha Gandusha é feito por Sneha que são processados com drogas de Madhura, Amla e Lavana Rasa

Shamana

* स्नेहैः संशमनस्तिक्तकषायमधुरौषधैः

Snehana Gandusha é feito por Sneha processado com Tikta-Kashaya-Madhura Aushadhi

Shodhana

- शोधनस्तिक्तकट्वम्लपटूष्णैः

Shodhana Gandusha é feito por Tikta-Katu-Amla-Lavana e Ushna Dravya.

Ropana

- रोपणः पुनः कषायतिक्तकैः

O Ropana Gandusha é feito pelo Kashaya-Tikta Dravya.

Dravya Vishesha Yojana

- तत्र स्नेहः क्षीरं मधूदकं

  शुक्तं मद्यं रसो मूत्रं धान्याम्लं च यथायथम्

  कल्कैर्युक्तं विपक्वं वा यथास्पर्शं प्रयोजयेत्

Gandusha pode ser feito por Sneha, Ksheera, Madhudaka, Shukta, Madya, Mamsarasa, Mutra e Dhanyamla. Estes medicamentos podem ser misturados com Kalka (pasta de ervas). Os medicamentos podem ser utilizados na forma cozinhada ou crua. Devem ser confortáveis de segurar na boca.

- दन्तहर्षे दन्तचाले मुखरोगे च वातिके

  सुखोष्णमथवा शीतं तिलकल्कोदकं हितम्

  गण्डूषधारणे

Sukhoshna (morno) ou Sheeta (frio) Tilakalka e Jala são úteis em condições como Dantaharsha, Dantachala e Vataja Mukharoga.

- नित्यम् तैलं मांसरसोऽथवा

Taila ou Mamsarasa são ideais para Gandusha regular.

- उषादाहान्विते पाके क्षते चागन्तुसंभवे

  विषे क्षाराग्निदग्धे च सर्पिर्धार्यं पयोऽथवा

Em caso de sensação de calor e de ardor ou de Agantu Vrana criada por Visha-Kshara ou Agnidagdha, deve utilizar-se Dugdha (leite) ou Ghruta para Gandusha.

- वैशद्यं जनयत्याशु संदधाति मुखे व्रणान्

  दाहतृष्णाप्रशमनं मधुगण्डूषधारणम्

O Madhu (mel) utilizado para Gandusha torna a boca Vishada (limpa), reduz Daha (ardor) e Trushna (sede) e cura as úlceras da boca.

- धान्याम्लमास्यवैरस्यमलदौर्गन्ध्यनाशनम्

Dhanyamla (Kanji) reduz Asyavairasya (sabor invulgar na boca), Mala (placa bacteriana e partículas de alimentos em decomposição) e Daurbandhya (halitose).

- (धान्याम्लं) तदेव अलवणं शीतं मुखशोषहरं परम्

Dhanyamla em estado Sheeta sem adição de sal, alivia Mukhashosha (secura da boca)

- आशु क्षाराम्बुगण्डूषो भिनत्ति श्लेष्मणश्चयम्

Kaphachaya (acumulação de Kapha na boca) é atenuada por Ksharambu Gandusha.

- सुखोष्णोदकगण्डूषैर्जायते वक्त्रलाघवम् (A.H.Su.22/2-10)

Gandusha com Sukhoshna Udaka cria uma sensação de leveza na cavidade bucal.

Método

- निवाते सातपे स्वङ्गमृदितस्कन्धकन्धरः

  गण्डूषमपिबन् किञ्चिदुन्नतास्यो विधारयेत् (A.H.Su.22/10-11)

A Gandusha deve ser efectuada em Nivata mas no local de Satapa. Antes do Gandusha, deve-se fazer Mardana nas regiões de Anga-Skandha e Kandhara. O Gandusha deve ser segurado na boca com a boca ligeiramente virada para cima.

Kala (tempo)

- तावच्च धारयितव्योऽनन्यमनसोन्नतदेहेन यावद्दोषपरिपूर्णकपोलत्वं

  नासास्रोतोनयनपरिप्लावश्च भवति तदा विमोक्तव्यः, पुनश्च अन्यो ग्रहीतव्यः इति
  (Su.Chi.40/63)

- कफपूर्णास्यता यावत् स्रवद्घ्राणाक्षताऽथवा (A.H.Su.22/11)

O Gandusha deve ser mantido na boca com toda a atenção até o Dosha se encher e se observar a irrigação do Nasa e do Nayana; depois deve ser retirado e a boca preenchida com outro Gandusha. Vagbhata orienta que o Gadusha deve ser mantido até que Kapha encha a boca, juntamente com o lacrimejar dos olhos e do nariz.

Kavala

- सुखं संचार्यते या तु मात्रा स कवलः स्मृतः (Su.Chi.40/62)

- असन्चार्यो मुखे पूर्ण गण्डूषः कवलोऽन्यथा (A.H.Su.22/12)

- तत्र द्रवेण गण्डूषः कल्केन कवलः स्मृतः (Sha. U.10/4)

Quando a boca cheia de medicamento pode ser movida dentro da cavidade bucal, chama-se Kavala. Sharangadhara opina que Gandusha é feito com líquidos e Kavala com Kalka.

Indicações

- मन्याशिरःकर्णमुखाक्षिरोगाः प्रसेककण्ठामयवक्त्रशोषाः

  हल्लासतन्द्रारुचिपीनसाश्च साध्या विशेषात् कवलग्रहेण (A.H.Su.22/12)

As doenças de Manya (região cervical), Shira (cabeça), Karna (ouvido), Mukha (cavidade oral), Akshi (perturbações oftálmicas), Praseka (salivação excessiva), Kanthamaya (doenças na região do pescoço), Vaktrashosha (secura da boca), Hrullasa (náuseas), Tandra (sonolência), Aruchi (dificuldade em engolir), Peenasa (problemas respiratórios superiores) são especificamente curadas com Kavala.

Tipos

Sushruta classificou Kavala em quatro tipos: Snehi, Prasadi, Shodhi e Ropana (Su.Chi.40/58)

Snaihika Kavala é feito em aflições de Vata com medicamentos Snigdha e Ushna, Prasadana é feito com medicamentos Swadu e Sheeta especialmente em Pitta Dosha, Shodhana em Kaphadosha com Katu-Amla-Lavana e medicamentos Ruksha e Ushna e por último Ropana é feito com medicamentos Kashaya-Tikta-Madhura-Katu e Ushna em Mukhagata Vrana (Su.Chi.40/59-60). **Kaphaghna Kavala Grahana Vidhi**

Trikatu, Vacha, Haritaki, Sarshapa Kalka devem ser misturados com Taila, Sura, Shukta, Mutra, Kshara ou Madhu; Lavana deve ser adicionada a esta combinação e Abhitapta (quente) Kavala deve ser colocado na boca de uma pessoa que tenha sido submetida a

Mardana e Swedana das regiões de Gala (pescoço), Kapola (bochechas) e Lalata (testa) (Su.Chi.40/61). **Dharana Kala**

A Kavala deve ser mantida na boca com toda a concentração, até se observar o preenchimento do Dosha e a rega do Nasa e do Nayana; depois deve ser retirada e a boca preenchida com outra Kavala.

Medicamentos para Kavala

Medicamentos como Sneha, Dugdha (leite), Kshaudra (mel), Rasa (Mamsarasa), Mutra (urina), Amla (dravya fermentado como Kanji, Shukta, Sura, etc.), Ushnodaka (água morna) ou Kwatha (decocções) devem ser selecionados de acordo com o Dosha para Kavala (Su.Chi.40/64).

Shuddhilakshana

Vyadhi-Apachaya (diminuição da doença), Tushti (contentamento), Vaishadya (limpeza da boca) e Indriya Prasada (funcionamento ótimo dos órgãos dos sentidos) são os sintomas de uma Kavala adequada. Em Heena Shuddhi, ocorre Jadya (peso), Kaphotklesha, Avararasadnyana (diminuição do paladar), enquanto que em Atiyoga, Mukhapaka (estomatite), Shosha (secura), Trushna (sede), Aruchi, Klama (lentidão) ocorrem especialmente no tipo Shodhana de Kavala (Su.Chi.40/65-66).

Parisheka

Parisheka é mencionado no Swedadhyaya do Charaka Samhita em treze tipos de Swedana.

- सेकः सर्वाङ्गपरिषेकः (Dalhana, Su.Chi.24/29)

O fluxo contínuo e uniforme de líquidos no corpo é Parisheka ou Dhara. É efectuado como Sarvangadhara (corpo inteiro), Ekangadhara (Dhara local) ou Shirodhara. É efectuada com óleos medicinais, Dhanyamla, Kwath, Dugdha, etc. É um tipo de Drava Sweda. Dá o efeito combinado de Snehana e Swedana, quando feito com a ajuda de Ghruta ou Taila medicados. É feito num tipo especial de equipamento chamado Droni ou Dharapathi.

Dharaguna

- धातूनां दृढतां करोति वृषतां देहाग्निवर्णौजसाम्

  स्थैर्यं पाटवमिन्द्रियस्य जरसो मान्द्यं चिरजीवितम्

  अस्थ्नां भङ्गमपाकरोति नितरां दोषान् समीरकादिकान्

  सर्वस्नेहकृता सुखोष्णसुभगा सर्वाङ्गधारा नृणाम् (Dharakalpa, Sahasrayoga, 2)

Dhara executado com todos os Snehas fortalece os Dhatu e torna-os firmes, amplifica Vrushata (poder sexual), oferece Sthairya de Deha-Agni-Varna (estabilidade) e Ojas (imunidade) e Indriya-Patava (função óptima dos órgãos sensoriais), retarda o envelhecimento, aumenta a longevidade, reúne Bhagnasthi e pacifica Vatadi Dosha.

Prashasta Vruksha para fazer Droni

- प्लक्षोदुम्बरगन्धसारवरणन्यग्रोधदेवद्रुमाः पुन्नागाव्हकपित्थचोचबकुलाशोकासनाम्रास्तथा

  दोलाचम्पकबिल्वनिम्बखदिरामोघाग्निमन्थार्जुनाः इत्याद्यन्यतमेन सेचनविधौ द्रोणी

  प्रकुर्यादधः (Dharakalpa, Sahasrayoga, 3)

Droni é um tipo especial de equipamento utilizado para Dhara. É feito de tal forma que o Dharadrava pode ser facilmente recolhido e reutilizado. É feito de madeiras especiais como Plaksha, Udumbara, Chandana, Varuna, Nyagrodha, Devadaru, Nagkeshara, Kapittha, Bakula, Ashoka, Asana, Amra, Dola, Champaka, Bilva, Nimba, Khadira, Agnimantha, Arjuna, etc.

Dronipramana

- द्रोणी हस्तचतुष्कदीर्घकरमात्रव्यासतत्पादमात्रोद्यद्भित्तियुक्ता दृढा समतला पादारन्ध्रा

बहि: (Dharakalpa, Sahasrayoga, 4)

O Droni deve medir 4 Hasta de comprimento e Karamatra de largura (11'9" x 2'9"), Padayukta (levantado do chão com as pernas), Bhittiyukta (margens levantadas), Drudha (forte), Samatala (plano), Padarandhra (aberturas em direção aos pés para recolher o Drava).

Dharapatana Patra

- स्वर्णाद्युत्तमलोहजस्तु

करको मृत्संभवो वाऽत्र तन्नालाग्रं तु कनिष्ठिकान्गुलिपरीणाहोन्मित रोगिण:

द्विप्रस्थप्रमितो विधेय इति वा मध्यस्थरन्ध्रादधोगच्छाद्वर्तिरथोर्ध्वलम्ब्यपि घट: कार्य:

शिरस्सेचने (Dharakalpa, Sahasrayoga, 6)

O Dharapatra deve ser feito de Swarnadi Uttama Dhatu (metálico) ou Mrutsmbhava (de barro). Deve conter 2 Prastha de líquido. Deve ter um orifício no centro do Kanishtika Anguli Parinaha (diâmetro do dedo mindinho). Neste orifício é inserido um varti (fio) para que o líquido flua uniformemente e sem obstáculos durante o Dhara.

Dharakrama

- ग्राह्यास्ते परिचारकास्स्युरनुरक्तास्सावधानाश्शुभा: ये

तद्हस्तदृढावलंबन्वशात्तत्पात्रपातादिभि:

भीतिर्जातुचिदातुरस्य तु यथा न स्यात्तथा कारयेद्वारां मूर्धानि हस्तयोरपि पृथक्वक्षस्थले

पादयो: (Dharakalpa, Sahasrayoga, 7)

O Dhara deve ser realizado por terapeutas atentos, carinhosos e limpos. Devem segurar o Dharapatra com firmeza para que não caia em cima do paciente. Devem efetuar o Dhara cuidadosamente na região de Murdha, Hasta, Ura e Pada.

- यद्वा हस्ततलप्रपूर्णपिचुना सेकं क्वचित्कारयेत् योज्यं स्नेहचतुष्टयं तिलजं वा तत्र

शुद्धेऽनिले

पित्तेऽस्रे च घृतं कफे तु तिलजं वातेऽस्रपित्तान्विते तैलाज्य तु समं कफेन सहिते

तैलार्धभागम् घृतम् (Dharakalpa, Sahasrayoga, 8)

Pizicchil é um tipo especial de tratamento efectuado em Keraliya Panchkarma. Inclui massagem sincronizada durante o derramamento de líquido com um pano embebido em Sneha. Quatro tipos de Sneha ou Tilataila devem ser usados para Dhara em desordens de Shuddha Vata. Ghruta deve ser utilizado nas perturbações de Pitta e Rakta, enquanto Tilataila deve ser utilizado nas perturbações de Kapha. Em Vatavyadhi associado a Pitta e Rakta, deve ser utilizada uma quantidade igual de Taila e Ghruta. Em condições de Vata-Kaphaja, Taila deve ser misturado com metade de Ghruta para efetuar Dhara.

- तत्तद्व्याधि शमोदितौषधगणैः सिद्धं च वा योजयेत् स्वस्थेऽभ्यञ्जनसेचनादिषु

  सदातैलाज्यसमिश्रितम्

  एकाहान्तरमेव वा प्रतिदिनं पूर्ण बले मध्यमे त्यक्त्वा द्वित्रिदिनं चतुर्दिनमापोह्यप्यत्र

  षट्पञ्च वा (Dharakalpa, Sahasrayoga, 20)

Dhara deve ser efectuado com decocções ou Sneha processado com medicamentos utilizados para tratar condições específicas nas doenças Vadadi. A mistura de óleo e Ghruta deve ser utilizada em Swastha para Abhyanga e Seka, etc.

पित्ते कोष्णमथोष्णमेव विहितं शुद्धे समीरामये

तत्समद्रवमात्रमेव कफयुक्ते रक्तपित्तेऽपि च

उर्ध्वाङ्गे तु सुशीतमेव विहितं सिन्चेद्विच्छिन्नमेवात्यर्थाच्चविलंबितद्रुतनतं कुत्रापि

नैवाचरेत् (Dharakalpa, Sahasrayoga, 21)

Koshna Drava deve ser utilizado em condições Pitta e Ushna em condições Shuddha Vata. O Urdhwanga Dhara deve ser efectuado com Susheeta Drava. O Dhara deve ser uniforme. Não deve ser dado em intervalos, muito lentamente ou muito rapidamente ou de uma altura extra ou de muito perto.

Dharakala

- रुक्षे पित्तयुतेऽनिले च परमः कालो मुहूर्तद्वयम्

  सार्धं तत्र तदर्धमात्र उदितस्निग्धे कफोन्मिश्रिते

  यावत्स्वेदसमुद्भवो भवति तत्तावन्निवर्तेत वा

Em Raukshya ou Pittayukta Vata, o Dhara deve ser efectuado durante 2 Muhurta (1 hora). Nas condições de Kapha, deve ser administrado durante metade do tempo acima referido. Ou o Dhara deve ser efectuado até que ocorra a transpiração.

स्नेहोऽत्र त्रिभिरेति रोमविवरं मात्राशतैश्च क्रमात्

सप्तापि त्वच एति सप्तभिरथो षड्भिस्तथाऽस्रादिकान् धातुस्थानिषु सिन्धुदिग्ग्रहमिता

मात्रामुहूर्तो भवेत्

Sneha aplicado através de Dhara alcança Romavivara em 300 Matra e em outros 100 Matra alcança Saptatvacha. Em 600-700 Matra alcança em Raktadi Dhatu.

धारोच्चं चतुरङ्गुलं तु शिरसस्सेके तदन्यत्र तत् प्रोक्तं तत्त्रिगुणं च मन्दपतनात्

तद्रोगवृद्धिर्भवेत् (Dharakalpa, Sahasrayoga, 23)

O Shirodhara deve ser efectuado a partir de uma altura de cerca de 4 Angula (cerca de 12 polegadas).

Dravopayogakrama

- एकाहादपराह्नसेचनविधौ क्षीराधिकं गृह्यते धान्याम्ल त्रिदिनात्परं विधिरयं स्नेहस्य तु प्रायशः

  एकेन त्रिदिनं परेन च तथा सिन्चेत् त्र्यह तद्द्वय मिश्रीकृत्य च सप्तमेऽहनि पुनस्यक्तैनमेव चरेत् (Dharakalpa, Sahasrayoga, 26)

Todos os dias deve ser tomado Ksheera (leite) fresco para Dhara, Dhanyamla deve ser mudado a cada três dias. Sneha deve ser usado durante três dias e mantido de lado. Dhara deve ser efectuado com Sneha novo durante mais três dias. No sétimo dia, ambos os Sneha devem ser misturados para efetuar Dhara.

Dravakala

- यन्नुत्नेन निषेचनं प्रतिदिनं तत्तूत्तमं मध्यमं तेनैव त्रिदिनं, ततोऽपि च परम् मिश्रीकृतं चाधमम्

  अत्युष्णोऽपि च मन्दकोपसमये मन्दातपे शीतले कुर्यान्न त्वपराह्नकेऽपि च भिषग्रात्रौ तथा सेचनम् (Dharakalpa, Sahasrayoga, 27)

Tomar Dharadrava fresco todos os dias é o ideal para obter bons resultados. Se for mudado ao fim de três dias, a sua qualidade é considerada Madhyama. A mistura de Dharadrava usado é Adhama. Em Ushna Kala, Dhara deve ser feito quando não está quente. Em Sheeta Rutu, Dhara deve ser feito quando a atmosfera está um pouco quente. Dhara não deve ser feito ao fim da tarde ou à noite.

Anantara krutya

- सेकानंतरमातुरस्तु शिशिराम्बुप्रोक्षणैः ष्ठीवनैः चोत्क्षेपैर्मृदुमारुतैरनुगुणं विश्राम्य तत्रोत्थितः मन्दं च किञ्चन मर्दितोऽनु च रसैः स्नेहकषायैरुजयेत् स्नात्वा कोष्णजलैः सुगन्धसुभगो धान्यौषधाम्भः पिबेत् (Dharakalpa, Sahasrayoga, 28)

- पेयं वा लघु सोषणाज्यकटुतक्रायूषयुक्तं मितं भुक्तं कोष्णमथाचरेत्विधिमतःस्नेहोक्तमात्राखिलम्

  एवं सप्तदिनं व्यतीत्य पुनरन्येद्युविरेकं ततो बस्तिं तत्र तु कारयेदिति विधिर्नासत्यसं भाषितं (Dharakalpa, Sahasrayoga, 29)

Depois de completar o Dhara, deve fazer-se um pouco de Mardana, polvilhar com Sheeta Jala. A boca deve ser limpa. O paciente deve descansar durante algum tempo e depois tomar banho com Koshna Jala.

Dharanantara Pathyaadi

- धारायाश्चावसाने निजगदशमनप्रोक्तासर्पिश्च सेव्यं तत्काले चावसंस्थः कथमपि वस्तु प्रीतिमानेष रोगी

  कायक्लेशानशेषान्मनसि सुखहरान् वक्त्रजिह्वासुखादींस्त्यक्त्वा पाटीरशुद्धाम्बरलसितवपुः ब्रह्मविज्ञानितुल्यम् (Dharakalpa, Sahasrayoga, 17)

Após a conclusão de Dhara, o doente deve consumir Ghruta processado com medicamentos que actuam nesse Vyadhi específico.

Atiyoga Lakshana e Parihaara

- अत्युच्चद्दतभूरिकालपरिषेकाद्दाहवीसर्परुडमूर्द्धाङ्गस्वरसादसन्धिदलनछाध्र्यस्रपित्तज्वरको

  ठाद्याश्च भवन्त्यतः परदिने गण्डूषनस्यादिकं कृत्वा शुद्धमहौषधेन सुश्रुतं तोयं पुनः पाचयेत्
  (Dharakalpa, Sahasrayoga, 24)

- सायान्हे लघु भोजयेत् कटुतरं यूषान्वितं चाप्यथो बस्तिं स्नेहकृत च सैन्धवकृतं कुर्यात्

  तृतीयेऽहनि

  स्नेहव्यापदि चोक्तकर्मनिखिलं कुर्याच्चतुर्थेऽहन्यजः प्राग्वत्स्नेहनिषेवणं च

  विधिकृत्कुर्यादिने पञ्चमे (Dharakalpa, Sahasrayoga, 25)

Dhara feito a uma altura maior, muito rapidamente ou durante mais tempo do que o indicado pode induzir Daha (ardor), Visarpa (herpes), Ruja, Murdhasada, Swarasada, Sandhidalana, Cchardi, Raktapitta, Jvara, Kotha, etc.

Após a realização de Dhara, Laghu Anna deve ser consumido à noite, incluindo Yusha. Após a conclusão de Dhara, Ghrutasevana deve ser feito de acordo com a doença. O doente deve descansar e manter-se bem-disposto. O doente deve evitar a exaustão, Jihvalaulya (deve restringir-se a ingestão de alimentos não saudáveis) e manter a abstinência.

Tipos de Dhara

- Shirodhara
- Sarvangadhara
- Pradeshika /Sthanika Dhara (Ekanga dhara)

Sarvangadhara/Ekanga Dhara

O Dhara é efectuado numa mesa especialmente fabricada com drogas Vatahara, na qual o Dharadrava é recolhido através de aberturas e reutilizado. Aplica-se Rasnadi churna ou Taila na cabeça. O doente é obrigado a sentar-se confortavelmente no Dhara droni (Dharapathi). O medicamento de Dhara é aquecido e tomado em quatro Dhara Patra ou Galanti no caso de Sarvangadhara. O primeiro recipiente é utilizado sobre a metade direita do tronco e o membro superior direito, o segundo recipiente sobre a metade esquerda do tronco e o membro superior esquerdo. O terceiro pote é utilizado desde o umbigo até ao dedo grande do pé direito e o quarto pote é utilizado desde o umbigo até ao dedo grande do pé esquerdo.

O Drava deve cair simultaneamente da mesma altura e à mesma velocidade. O Dhara Drava que sai do droni é recolhido, aquecido e utilizado novamente. O Dhara deve ser derramado durante 5-10 minutos de cada vez. Este processo é repetido em sete posturas em Sarvangadhara. Após o processo, o corpo do paciente é limpo e seco. Aplica-se Rasnadi churna na região do vértice e pede-se ao doente que descanse num quarto sem vento. Após cerca de uma hora, o paciente pode tomar banho. Dá-se ao paciente comida Ushna, Snigdha e Drava. Sarvangadhara e Shirodhara são efectuados simultaneamente várias vezes. Ekangadhara é efectuado em condições como Gulma, Anaha, Bhagandara, Shula, Abhighata, Mutrasanga, Ajeerna, Visarpa, Pleeha, Adhmana, Vidradhi e Tuni-Pratituni.

Dhara fortalece Dhatu, melhora Agni, Ojas e Varna. Aumenta a força dos órgãos sensoriais e retarda o envelhecimento. Os Acharyas mencionaram Dhara em várias condições como Vatavyadhi, Vatarakta, Bhagna, Kshata, Agnidagdha, Vrana, Shiroroga, etc. Sushrutacharya incluiu Seka como parte do nityakarma, sugerindo que nutre e fortalece o Dhatu.

- सेकः श्रमघ्नोऽनिलहृद्धसंधिप्रसाधकः

क्षताग्निदग्धाभिहतविघृष्टानां रुजापहः

जलसिक्तस्य वर्धन्ते यथा मुलेऽङ्कुरास्तरोः

तथा धातुर्विवृद्धिर्हि स्नेहसिक्तस्य जायते (Su.Chi.24/31-32)

Seka é Shramaghna (alivia a fadiga), Vatashamaka, Bhagnasandhiprasadhaka (une as partes fracturadas), alivia a dor em Kshata (ferida), Agnidagdha (queimaduras), Abhihata (lesões traumáticas), Vighrushta (contusões).

A rega das plantas ao nível das raízes abrange toda a planta; do mesmo modo, o tratamento com Snehaseka resulta em Dhatuvruddhi.

Murdhni Taila

A Murdha Taila tem uma enorme importância, uma vez que actua sobre o Pradhana Marma chamado Shira, que é de quatro tipos: Shirobhyanga, Shiraseka ou Shirodhara, Shiropichu e Shirobasti.

- अभ्यङ्गः परिषेचनं पिचुशिरोबस्तिश्च

  विद्याच्चतुर्भेदं मूर्धनि तैलमप्यतिगुणं चैतत्क्रमेणोत्तरम् (Sahasrayogam,Dharakalpa, 9)

- अभ्यङ्गसेकपिचवो बस्तिश्चेति चतुर्विधम्

  मूर्धतैलं बहुगुणं तद्विद्यादुत्तरोत्तरम् (A.H.Su.22/23-24)

Murdhataila é mais eficaz na ordem ascendente de Abhyanga, Seka, Pichu e Basti.

Benefícios do Murdhni Taila

- कचसदनसितत्वपिन्जरत्वं परिफुटनं शिरसः समीररोगान्

  जयति जनयतीन्द्रियप्रसादं स्वरहनुमूर्धबलं च मूर्धतैलम् (A.H.Su.22/34)

Murdhataila é especialmente capaz de tratar Kachasadana (queda de cabelo), Sitatva (cabelo grisalho), Pinjaratva (secagem), Pariphutana (divisão do cabelo) e Vataja Shiroroga. Murdhataila fortalece os órgãos sensoriais, Swarabala, Hanubala, Murdhabala, etc.

Shirobhyanga

- तत्राभ्यङ्गो प्रयोक्तव्यः रौक्ष्यकण्डूमलादिषु (A.H.Su.22/24)

- अभ्यङ्गं विनिहन्ति रौक्ष्यमपि कण्डूम् (Sahasrayogam, Dharakalpa, 9)

- शिरोगतान्स्तथा रोगान्शिरोभङ्गोऽपकर्षति

  केशानां मार्दवं दैर्घ्यं बहुत्वं स्निग्धकृष्णताम्

  करोति शिरस्तृप्तिम् सुत्वक्कमपि चाननम्

  संतर्पणम् चेन्द्रियाणां शिरसः प्रतिपूरणम्(Su.Chi.24/25-26)

Shirobhyanga é importante em Raukshya (secura), Kandu (comichão) e Mala (sujidade) na região do couro cabeludo. É útil no amaciamento, condicionamento, crescimento, volume e coloração do cabelo, aumenta o brilho da pele do rosto e nutre especialmente os órgãos sensoriais.

Chakratailam para Shirobhyanga

- मधुकं क्षीरशुक्ला च सरलं देवदारु च

  क्षुद्रकं पञ्चनामानं समभागानि संहरेत्

  तेषां कल्ककषायाभ्यां चक्रतैलं विपाचयेत्

  सदैव शीतलं जन्तोर्मूर्ध्नि तैलं प्रदापयेत् (Su.Chi. 24/27-28)

Sushruta mencionou Chakrataila, uma combinação para Shirobhyanga que contém Yashtimadhu, Ksheerashukla, Sarala, Devadaru e Kshudra Panchmula em quantidades iguais. Taila é processada com Kalka e Kwatha dos medicamentos acima referidos.

Parishek (Shirodhara)

Shirodhara é um processo de realização de moordha taila sob a forma de Dhara (fluxo uniforme). No Shirodhara, aplica-se um pouco de óleo no corpo e no couro cabeludo. O abhyanga é efectuado durante 510 minutos. Ata-se uma faixa de pano à testa, por cima das orelhas e das sobrancelhas, para evitar que o Dharadrava entre nos olhos ou nas orelhas. Dá-se o nó num dos lados da cabeça. Pede-se ao doente que se deite confortavelmente no droni. Os olhos são tapados com algodão e gaze. O Dhara é efectuado durante cerca de 45-90 minutos por um período de cerca de 7-21 dias. O Dharadrava é vertido através do recipiente de Dhara com um fluxo contínuo sobre a testa num movimento oscilatório. O Shirodhara é efectuado em Manas Vyadhi, Shirashula, Anidra, Kithibha (psoríase), Shiroroga, Kesharoga, Vrana, etc.

- अरुन्षिकाशिरस्तोददाहपाकव्रणेषु तु

  परिषेक:...........   (A.H.Su.22/25)

Vagbhata indica Parisheka como uma parte de Murdha Taila em Arunshika, Shirastoda, Daha e Paka em Vrana na região do escalpe.

Takradhara (Dharakalpa, Sahasrayogam) Dravya:

- धारायास्त्वेकवर्षातपहिमपरिशोषातिशुद्धप्रकीर्ण धात्रीप्रस्थं सपादं भिषगथपटुधी:सन्ति

  एतद्बीजमस्थ

- उत्क्वाथ्य अष्टादशाख्यामितकुडवजले षष्टभागावशिष्टं तत्तुल्यं चाम्लतक्रं विधिरिति

  मुनिभि: प्रोक्त आग्नेयमुख्यै:

Takradhara é um procedimento único usado tradicionalmente em várias condições de doença em Kerala. Para Takradhara, Amalaka seco em Atapa e Vata durante um ano é tomado em 1 Prastha (80 Tola) quantidade. Estas não devem conter parte da semente. 18 Kudava (228 Tola) Jala deve ser misturado com Amalaka e 1/6th decocção preparada (cerca de 38 Tola). Deve ser misturada uma quantidade igual de Amla Takra com esta decocção. Esta combinação é utilizada para Dhara.

Na prática, 2 Prastha (128 Tola) de Godugdha devem ser cozinhados com 8 Prastha (512 Tola) de água e 2 Pala (8 Tola) de Musta Churna até restar Dugdha. Adiciona-se Amla Takra ao leite arrefecido e prepara-se Dadhi (coalhada). Mistura-se o Amalaki Kwath preparado como acima descrito com esta coalhada para preparar o Dhara Drvaya.

Guna

- केशादीनां च शौक्ल्यं बलमपि तनुतां दोषकोपं शिरोरुक्बाधामोजक्षयं तत्करचरणपरिस्तोदनं मूत्रदोषम्

- सन्धीनां विश्लथत्वं हृदयरुगरुचीजठराग्नेश्च मान्द्यं धात्रीतक्रोत्थधारा हरति शिरः कर्णनेत्रामयौघम्

- स्थैर्यं वाङ्मनसश्शरीरबलमप्याहारकाङ्क्षाधृतिमाधुर्यं वचसस्त्वचोऽपिमृदुता नेत्रे प्रकाशोऽगदः

- शुक्रासुक् परिपोषणं रतरतिर्दीर्घायुरल्पोष्णता दुःस्वप्नम् घृततैलसेचनगुणेनास्तीति जाग्रतसुखम् (Sahasrayoga, Dharakalpa)

Takradhara é indicado em problemas capilares, Shiroruja, Shiroroga, Karnaroga, Akshiroga, Ojakshaya, Kara-Charana Toda (dores nas mãos e nos pés), Mutradosha, Sandhishaithilya, Hrutshula, Aruchi, Agnimandya, Swaradosha, etc.

Pichu

- पिचुः केशशातस्फुटनधूपने

  नेत्रस्तम्भे च........   (A.H.Su.22/25)

Tradicionalmente, ata-se uma faixa de pano à volta da testa do doente, acima das orelhas. Coloca-se um pedaço de pano com cerca de 16 cm de comprimento e largura sobre o vértice. De seguida, colocam-se pedaços de pano do mesmo tamanho uns sobre os outros até atingir uma altura de cerca de 2 cm. Em seguida, deita-se óleo medicinal morno no centro até o pano ficar completamente embebido. Este procedimento é efectuado durante cerca de 30-90 minutos. Depois, retira-se o Pichu e limpa-se completamente a cabeça. Deve-se usar óleo novo todos os dias. No primeiro dia, normalmente são usados 7 pedaços de pano. Depois, todos os dias é retirado um pedaço de pano e, por fim, é utilizado apenas um pedaço de pano para o Pichu. É utilizado nas condições de Shiroroga, Ardita, Pakshavadha, Anidra, Akshiroga, Keshroga

Shirobasti

- .....बस्तिस्तु प्रसुप्त्यर्दितजागरे

  नासास्यशोषे तिमिरे शिरोरोगे च दारुणे (A.H.Su.22/26)

Shirobasti é indicado em Prasupti (dormência) em várias partes do corpo, Ardita (paralisia facial), Nasashosha, Asyashosha, Timira e grau grave de Shiroroga.

Shirobastividhi

- विधिस्तस्य निषण्णस्य पीठे जानुसमे मृदौ

  शुद्धाक्तस्विन्नदेहस्य दिनान्ते गव्यमाहिषम्

  द्वादशाङ्गुलविस्तीर्णं चर्मपट्टम् शिरःसमम्

  आकर्णबन्धनस्थानं ललाटे वस्त्रवेष्टिते

  चैललेणिकया बद्ध्वा माषकल्केन लेपयेत्

  ततो यथाव्याधि शृतं स्नेहं कोष्णं निषेचयेत्

  उर्ध्वम् केशभुवो यावदन्गुलं.........   (A.H.Su.22/27-29)

Neste procedimento, é utilizada uma tampa de Shirobasti com cerca de 12 angula. Antes da terapia, faz-se Abhyanga e Mrudu Swedana. De seguida, enrola-se uma tira de pano com cerca de 1 m de comprimento, untada com pasta de grama preta, à volta da cabeça, acima das sobrancelhas, passando logo atrás e acima dos lóbulos das orelhas. Em seguida, o gorro de Shirobasti, untado com pasta de grama preta na parte interna inferior, é fixado sobre o pano. Amarra-se outra tira de pano sobre o gorro. Deita-se suavemente óleo quente através do dorso da palma da mão, de forma a manter cerca de 4 cm de altura de óleo dentro da tampa. O óleo é substituído por óleo quente depois de arrefecer. Pede-se ao doente para cuspir a saliva e o muco que se acumula na boca. O processo é normalmente efetuado durante 30-45 minutos durante 5-7 dias. Depois, retira-se o óleo e aplica-se Rasnado churna na cabeça. É indicado em Manyaroga, Ardita, Pakshaghata, Karna-Nasa-Akshi-Shiroroga, Manovyadhi, etc.

Dharanakala

- ....धारयेच्च तम्

आवक्त्रनासिकोत्क्लेदाद्द्शाष्टौ षट् चलादिषु

मात्रासहस्राण्यरुजे त्वेकं................. (A.H.Su.22/30-31)

N.º Sr.	Dosha	Dharana Kala
1	Vata	10000 matra
2	Pitta	8000 matra
3	Kapha	6000 matra
4	Swastha	1000 matra

O Shirobasti deve ser mantido durante diferentes intervalos de tempo para o Vadadi Dosha, tal como acima referido, ou até ao início da rega de Mukha e Nasika.

Pashchatkarma

- ...... स्कन्धादि मर्दयेत्

मुक्तस्नेहस्य

Depois de retirar o Shirobasti, a cabeça é limpa e enxugada. De seguida, deve esfregar-se Skandha, Griva, etc.

Prazo

- परमं सप्ताहं तस्य सेवनम् (A. H. Su. 22/31)

O Shirobasti deve ser efetuado durante um período de sete dias.

<u>Lepa</u>

Lepa é um procedimento em que uma pasta de ervas juntamente com medicamentos essenciais é aplicada na pele.

- देहे प्रलेपनार्थं तल्लेप इत्युच्यते बुधैः (परिभाषा खण्ड, द्रव्यगुणविज्ञान)

A Lepa é de três tipos - Pralepa, Pradeha e Alepa.

- स त्रिविधः प्रलेपः, प्रदेह, आलेपश्च

  तत्र प्रलेपः शीतस्तनुरविशोषी विशोषी वा,

  प्रदेहस्तु उष्णः शीतो वा, बहलोऽबहुरविशोषी,

  मध्यमोऽत्र आलेपः (Su.Su.18/6)

Pralepa é Sheeta (fria), Tanu (fina) e pode ou não ser deixada a secar, dependendo da fase de Vranashopha. Pradeha pode ser Ushna (em Vata e Kapha) ou Sheeta (em Rakta e Pitta), grosso ou fino; mas não se deve deixar secar. Alepa situa-se entre Pralepa e Pradeha.

- तत्र रक्तपित्तप्रसादकृत् आलेपः

  प्रदेहो वातश्लेष्मप्रशमनः शोधनो रोपणः शोफवेदनापहश्च, तस्योपयोगः क्षताक्षतेषु

  (Su.Su.18/6)

Alepa é Rakta-Pitta Shamaka. Pradeha é Vata-Kaphaprashamana, Shodhana, Ropana, alivia Shopha e Vedana. É utilizado em Kshata (Vrana) ou Akshata (Vranashopha).

- अविदग्धेषु शोफेषु हितमालेपनं भवेत्

  यथास्वम् दोषशमनं दाहकण्डूरुजापहम्

  त्वक्प्रसादनमेवाग्र्यं मांसरक्तप्रसादनम्

  दाहप्रशमनं श्रेष्ठं रुजाकण्डूविनाशनम्

  मर्मदेशेषु ये रोगा गुह्येषु अपि तथा नृणाम्

  संशोधनाय तेषां हि कुर्यादालेपनं भिषक्

  षड्भागं पैत्तिके स्नेहं चतुर्भागं तु वातिके

  अष्टभागं तु कफजे स्नेहमात्रां प्रदापयेत् (Su.Su.18/7-10)

- अविदग्धेषु आलेपनं हितं, विदग्धेषु पुनः प्रदेह एव, यस्य उपनाह इति संज्ञान्तरम् (Dalhana)

Alepa é aplicado em Avidagdha Shopha. Alivia Daha de Pitta, Kandu de Kapha e Ruja de Vata. Melhora a saúde de Tvacha (pele), Rakta e Mamsa. O Alepa deve ser feito em condições que afectem Marmasthana e Guhyasthana para fins de limpeza. O Alepa deve conter 1/6th parte de Sneha em afecções de Pitta, 1/4th parte de Sneha em afecções de Vata e 1/8th parte de Sneha em afecções de Kapha.

- तस्य प्रमाणं महिषार्द्रचर्मोत्सेधमुपदिशन्ति (Su.Su.18/11)

A espessura da Alepa deve ser de até Mahisha Charma (pele de búfalo) molhada.

- प्रदेहसाध्ये व्याधौ तु हितमालेपनं दिवा

  पित्तरक्ताभिघातोत्थे सविषे च विशेषतः (Su.Su.18/13)

No Pradehasadhya Vyadhi, o Alepana deve ser efectuado durante o dia, especialmente nos casos de Pitta- Rakta-Abhighatottha e Visha.

Cuidado

- न चालेपं रात्रौ प्रयुञ्जीत, मा भूच्छैत्यविहतोष्मणस्तदनिर्गमात् विकारप्रवृत्तिः इति
(Su.Su.18/12)

A alepa não deve ser utilizada durante a noite. O calor armazenado pode agravar o estado da doença.

- न च पर्युषितं लेपं कदाचिदवचारयेत्

उपर्युपरि लेपं च न कदाचित् प्रदापयेत्

उष्माणं वेदना दाहं घनत्वाज्जनयेत् स हि

O Paryushita Lepa nunca deve ser utilizado. Não se devem dar camadas de Lepa umas sobre as outras. Devido à sua espessura, aumenta Ushma, Vedana e Daha.

- न च तेनैव लेपेन प्रदेहं दापयेत् पुनः

शुष्कभावात्स निर्वीर्यो युक्तोऽपि स्यादपार्थकः (Su.Su.18/14-15)

Uma vez utilizada, a lepa não deve ser utilizada novamente, uma vez que não é potente e perdeu a sua eficácia.

Mukhalepa

Tipos

- मुखलेपस्त्रिधा दोषविषहा वर्णकृच्च सः

उष्णो वातकफे शस्तः शेषेष्वत्यर्थशीतलः (A.H.Su.22/14-15)

Mukhalepa é de três tipos - Doshaha, Vishaha e Varnakrut. Ushna Mukhalepa deve ser usado em Vata-Kapha Dosha e Atyartha Sheetala em condições de Pitta, Rakta e Visha.

Pramana (espessura)

- त्रिप्रमाणश्चतुर्भागत्रिभागार्द्धाङ्गुलोन्नतिः (A.H.Su.22/15)

Pramana (espessura) de Mukhalepa deve ser 1/4th , 1/3rd e ^ Angula, respetivamente.

Dharanakala

- अशुष्कस्य स्थितिस्तस्य शुष्को दूषयतिच्छविम्

तमार्द्रयित्वाऽपनयेत्तदन्तेऽभ्यङ्गमाचरेत् (A.H.Su.22/16)

A Mukhalepa deve ser removida quando está húmida. Shushka (seca) Lepa retira o brilho. A Lepa deve ser removida, molhando-a. Depois de Mukhalepa, deve fazer-se Abhyanga.

Contra-indicações

- विवर्जयेत् दिवास्वप्नभाष्याग्न्यातपशुक्रुधः

न योज्यः पीनसेऽजीर्ण दत्तनस्ये हनुग्रहे

अरोचके जागरिते..... (A.H.Su.22/17-18)

Diwaswap, Bhashya, Agni, Atapa, Shoka, Krodha devem ser evitados aquando da aplicação de Lepa. Não deve ser utilizado em pacientes com Peenasa, Ajeerna, depois de dar Nasya, Hanugraha, Arochaka e Jagarita.

Benefícios

- स तु हन्ति सुयोजितः

अकालपलितव्यङ्गवलीतिमिरनीलिकाः (A.H.Su.22/18)

O Lepa aplicado corretamente ajuda a melhorar o Akala Palita, o Vyanga, o Vali, o Timira e o Neelika.

Talam

Tala é uma das formas tradicionais de Keraliyan Panchkarma. É feito independentemente ou como parte de outros tratamentos como Pizicchil, Navarkizzhi e Sarvangadhara, especialmente para proteger o Shira, Marma extremamente importante de Shaitya (frio) ou Ushma (calor). Depois de concluir o Talam, Rasnadi ou outras churnas são aplicadas na cabeça.

A tala é efectuada com Jeerakadi churna, Panchgandha churna, Rasnadi churna, Kachoradi churna, etc. Os pós são misturados com óleo adequado (Dhanvantar, Karpasasthyadi, Bala, Ksheerabala, Nimbamrit Eranda, Vatanashini taila, etc.) que é aquecido para remover o conteúdo de água e, em seguida, a mistura é aplicada na cabeça.

Noutro método, o Amalaki churna é fervido com leitelho até este se evaporar. Faz-se uma pasta fina com esta mistura e utiliza-se para Tala.

O paciente é ungido com taila adequada na cabeça e no corpo. A mistura para Tala é aplicada no vértice com cerca de 3-5 cm de diâmetro. A massagem corporal deve ser feita suavemente enquanto se efectua o processo. A duração da Tala é de cerca de 45-90 minutos. Após a conclusão, a pasta é removida da cabeça e o vértice é esfregado com um pano seco. De seguida, aplica-se Rasnadi churna na cabeça.

Outros Yogas para Taladharana-

- A manteiga sem água e a mistura de Balachurna são utilizadas para Taladharana, especialmente em casos de Ardita, que dão resultados gratificantes
  - Eranda taila misturada com pós de curcuma, vacha e alho
- Amalaki (175 g), Chandana (15 g), Usheera, Udeechya, Musta, caule de Chincha patra, Kushtha, Jeeraka, Madhuyashti, Katukarohini e sementes de Eranda 3 g cada misturados e fervidos com leitelho
  - Yashtimadhu, Usheera, Musta, Hribera, semente de Eranda, Chincha patra e leitelho

Indicações - Manas Roga, Anidra, Kushtha, Darunaka, Shirashula, etc. **Contra-indicações** - Pratishyaya, Shwasa, etc.

Talapoticchil

Talapoticchil ou Shirolepa é um tratamento convencional de Kerala. É benéfico especialmente em perturbações psicossomáticas.

Neste tratamento, o doente tem de remover os pêlos. A massagem é feita na cabeça e no corpo com óleo quente adequado e é dada uma leve fomentação. Aplica-se três quartos da lepa preparada na cabeça. Começa-se a aplicar a pasta a partir do meio da cabeça e, em seguida, a frente, as costas, os lados esquerdo e direito são untados com lepa de forma uniforme. A lepa deve ter cerca de um centímetro de espessura. Em seguida, a cabeça é coberta com Kamala patra ou folha de bananeira. A lepa deve ser mantida durante cerca de 30-60 minutos. Depois de decorrida uma percentagem do tempo de lepa, retira-se a lepa de cerca de 4 angula na região do vértice e aplica-se a lepa restante. Depois de retirar cuidadosamente o lepa, aplica-se óleo no corpo e na cabeça do paciente. Aplica-se Rasnadi churna no vértice. Pede-se ao paciente que tome banho com água fervida com Amalaki, Usheera e Hribera, etc.

Noutro método, faz-se um buraco no centro da lepa e deita-se óleo. Fixa-se um varti de farinha de grama preta à volta da cabeça, acima do nível das orelhas e das sobrancelhas. Coloca-se Padma patra sobre a lepa, exceto no centro. O óleo é mantido em posição atando outro varti à volta da cabeça.

O Shirolepa é feito durante cerca de 7, 15, 21, 28, 30, 41 ou 90 dias. Para o Shirolepa são utilizados medicamentos como Bala, Musta, Yashtimadhu, Panchgandha, Triphala, Kooshmanda, Mandukparni, Brahmi, etc.

Indicações - Manasa Vyadhi, Anidra, Buddhimandya, Ardita, Shirashula, Shiroroga

Dhoomapana

O consumo de Dhooma (fumo) medicado é designado por Dhoomapana. De acordo com Charaka, existem três tipos de Dhooma: Prayogika (Shamana), Snaihaik e Vairechanika; Sushruta deu mais dois tipos de Dhooma: Kasaghna e Vamaniya. O Dhoomanetra é um tubo no qual se mantém o Dhoomavarti e se praticam os Dhooms. Deve ter 48 Angula de comprimento para o Prayogika, 32 Angula para o Snaihika e 24 Angula para o Vairechanika Dhooma.

Dhoomanetra para Kasaghna e Vamaniya Dhooma deve ser 16 Angula.

Prayogika Dhoomapana Varti

- हरेणुकां प्रियङ्गुं च पृथ्वीकां केशरं नखम्

  ह्रीबेरं चन्दनं पत्रं त्वगेलोशीरपद्मकम्

  ध्यामकं मधुकं मांसी गुग्गुल्वगुरुशर्करम्

  न्यग्रोधोदुम्बराश्वत्थप्लक्षलोध्रत्वचः शुभाः

  वन्यं सर्जरसं मुस्तं शैलेयं कमलोत्पले

  श्रीवेष्टकं शल्लकीं च शुकबर्हमथापि च

  पिष्ट्वा लिपेच्छरेषीकां तां वर्तिं यवसन्निभाम्

  अङ्गुष्ठसंमितां कुर्यादष्टाङ्गुलसमां भिषक्

  शुष्कां निर्गर्भां तां वर्तिं धूमनेत्रार्पितां नरः

  स्नेहाक्तामग्निसंप्लुष्टां पिबेत् प्रायोगिकीं सुखाम्

Harenuka, Priyangu, Ela, Nagkeshara, Ushira, Hribera, Chandana, Tamalapatra, Tvak, Ela, Ushira, Padmaka, Dhyamaka, Madhuka, Mamsi, Guggulu, Aguru, Nyagrodha, Udumbara, Ashwattha, Plaksha, Lodhra, Sarjarasa, Musta, Shaileya, Kamala, Utpala, Shriveshtaka, Shallaki, etc., devem ser transformados em pasta. Esta pasta deve ser aplicada no Shareshika até à espessura de Angushtha e seca. Deve ser mantida em Dhoomanetra, deve aplicar-se-lhe Sneha e queimar Dhoomavarti e fazer Dhoomapana.

Snaihiki Dhoomapana Varti

- वसाघृतमधूच्छिष्टैर्युक्तियुक्तैर्वरौषधैः

  वर्तिं मधुरकैः कृत्वा स्नैहिकीं धूममाचरेत्

O Dhoomavarti deve ser feito com Vasa, Ghruta, Madhootcchishta e Madhuraushadha e o Dhoomapana deve ser feito.

Vairechanik Dhoomapana Varti

- श्वेता ज्योतिष्मती चैव हरितालं मनःशिला

  गन्धाश्चागुरुपत्राद्या धूमं मूर्धविरेचने

Vairechanika Dhoomavarti deve ser feito utilizando Aparajita, Jyotishmati, Haratala, Manashila, Aguru, Patra, etc. para Dhoomapana.

Para o Kasaghna Dhoomapana, o Dhoomavarti deve ser feito a partir de Bruhati, kantakari, Trikatu, Kasamarda, Hingu, Inguditvak, Manasheela, Guduchi, Karkatashrungi, etc. O Vamaniya Dhoomavarti deve ser feito a partir de drogas como Snayu, Charma, Khura, Karkatasthi, Shushka Matsya, Vallura, Krumi, etc. (partes do corpo de animais).

Indicações e benefícios:

- गौरवं शिरसः शूलं पीनसार्धावभेदकौ

कर्णाक्षिशूलं कासश्च हिक्काश्वासौ गलग्रहः

दन्तदौर्बल्यमास्रावः श्रोत्रघ्राणाक्षिदोषजः

पूतिघ्राणास्यगन्धश्च दन्तशूलमरोचकः

हनुमन्याग्रहः कण्डूः क्रिमयः पाण्डुता मुखे

श्लेष्मप्रसेको वैस्वर्यम् गलशुण्ड्युपजिह्विका

खालित्यं पिञ्जरत्वं च केशानां पतनं तथा

क्षवथुश्चातितन्द्रा च बुद्धेर्मोहोऽतिनिद्रता

धूमपानात् प्रशाम्यन्ति बलं भवति चाधिकम्

शिरोरुहकपालानामिन्द्रियाणां स्वरस्य च

न च वातकफात्मानो बलिनोऽप्युर्ध्वजत्रुजाः

धूमवक्त्रकपानस्य व्याधयः स्युः शिरोगताः (C.Su.5/27-32)

Shirogaurava (sensação de peso na cabeça), Shirashula (dor de cabeça), Peenasa (rinite), Ardhavabhedaka (enxaqueca), Karnashula (dor de ouvidos), Akshishula (dor nos olhos), Kasa (tosse), Hikka (soluços), Shwasa (problemas respiratórios), Galagraha (infecções da garganta), Dantadaurbalya (problemas dentários), Srava de Shrotra, Ghrana e Akshi (aumento das secreções dos ouvidos, nariz e olhos), Putigandha de Ghrana e Asya (mau hálito), Dantashula (dor de dentes), Aruchi (dificuldade em engolir), Hanugraha (maxilar travado), Manyagraha (problemas cervicais), Kandu (comichão), Krimi (vermes), Panduta (palidez), Shleshmapraseka (salivação excessiva e tosse), Vaiswarya (alteração da voz), Galashundi (amigdalite), Upajihvika (aumento da cavidade uvular), Khalitya (calvície), Pinjaratva (cabelo grisalho), Kesha-patana (queda de cabelo), Kshavathu (chiado), Atitandra (sonolência), Buddhimoha (confusão), Atinidra (sono excessivo) são indicações para Dhoomapana. Prayogika Dhoomapana é uma parte de Dincharya. Uma pessoa que pratica regularmente Dhoomapana não contrai as doenças de Kesha, Kapala, Indriya, Swara, Shirogata ou Urdhwajatrugata Vyadhi.

O Dhoomapana é contraindicado em Virikta, Kruta Basti, Raktapitti, Visha, Shoka, Garbhini, Shrama, mada, Ama, Pitta, Prajagara, Murccha, Bhrama, Trushna, Ksheena, Kshata, depois de consumir leite, coalhada, Madhu ou álcool, Talushosh, Timira, Shirobhighata, Shankhaka, Rohini e Madatyaya, etc.

Yojana Kala

- प्रयोगपाने तस्याष्टौ कालाः संपरिकीर्तिताः

  वातश्लेष्मसमुत्क्लेशः कालेष्वेषु हि लक्ष्यते

  स्नात्वा भुक्त्वा समुल्लिख्य क्षुत्वा दन्तान्निघृष्य च

  नावनाञ्जननिद्रान्ते चात्मवान्धूमपो भवेत्

  तथा वातकफात्मानो न भवन्त्यूर्ध्वजत्रुजाः

  रोगास्तस्य   (C.Su.5/33-35)

O Dhoomapana é indicado em oito Kala em que ocorre Vata e Kapha Utklesha - Snatva (depois do banho), Bhuktva (depois das refeições), Kshutva (depois de snizzing), Dantanighrushya (escovar os dentes), Navana (depois de Navana Nasya), depois de Anjana e depois de completar o Nidra (sono).

Vidhi (Método)

- पेयाः स्युः अपानास्त्रिस्त्रयस्त्रयः

  परं द्विकालपायी स्यादहनः कालेषु बुद्धिमान्

  प्रयोगे, स्नैहिके तु एकः, वैरेच्यं त्रिचतुः पिबेत्

O Dhooma deve ser consumido em 3 fracções de 3 vezes (ou seja, 9 vezes). Em Dhoompana, o Dhooma deve ser tomado e deixado pela boca.

Yoga-Ayoga e Atiyoga Lakshana

No Ayoga de Dhoomapana, observam-se Avishuddha Swara (problemas de voz), Kapha no rgão Kantha, Stimitata na região da cabeça. Quando se sente clareza em Hrudaya, Kantha e Indriya, Laghuta (sensação de leveza), ocorre a pacificação de Shiroroga, é considerado Samayoga. Em Atiyoga, Shosha e Daha são sentidos nas regiões de Talu, Murdha, Kantha, Trushna, Moha, Bhrama, Badhirya, Andhya, Mukatva e Raktapitta, etc. Lakshana são observados. Neste caso, deve seguir-se Ghrutapana, Sanihika Navana, Anjana e Tarpana.

Capítulo 12
12.   Snehakarmukata

O Snehana e o Sweadana são normalmente efectuados como fase preparatória dos procedimentos Panchkarma. Para além disso, Snehana e Swedana têm uma importância distinta. Nalguns casos, como Sutika, Vranavisravana, etc., é indicado como Paschat Karma.

- स्नेहसारोऽयं पुरुष:, प्राणाश्च स्नेहभूयिष्ठा: स्नेहसाध्याश्च भवन्ति (Su.Chi.31/3)

Snehana é de extrema importância porque Sneha é uma base essencial do corpo. Prana como Agni, Soma, Vayu, Satva, Raja, Tama, Panchendriya e Bhutatma (Su.Sha.4/1) dependem de Sneha para sustentar a vida. Por isso, constitui um importante meio de tratamento tanto em condições de saúde como de saúde do corpo.

Shira é considerado um Pradhana Marma, pois é a sede de Indriya e IndriyaPranavaha Srotasa. Sushruta intitulou Mastishka como Mastulunga. A sua forma é descrita como a de

Styana Ghruta (ghee solidificado)(मस्तुलुन्गमिति शिरसो बलाधानं स्त्यानघृताकारं

मस्तुलुइ्गमुच्यते –Dalhana em Su.Chi.2/69). Charaka explicou a sua quantidade como sendo

Ardhanjali(मास्तिष्क: शिरोगत: स्नेह: – Chakra em C.Sha.7/15). Assim, o órgão principal do

o corpo é constituído por Sneha e necessita do mesmo para a sua manutenção.

Todos os Dhatu são feitos de Panchmahabhuta. Assim, Sneha, que é principalmente Apya na constituição Mahabhuta, é uma parte inerente de cada Dhatu, Mala e Dosha. Mas Rasa, Mamsa, Meda, Majja e Shukra contêm predominantemente Sneha, uma vez que são situados em Kapha. Kapha contém elementos Apya e Pruthvi, principalmente na constituição Panchbhautika.

Abhyantara Snehana Karmukata

- स्नेहोऽनिलम् हन्ति मृदुकरोति देहं मलानां विनिहन्ति सङ्गम् (C. Si.1/7)

Sneha pacifica Vata, torna os tecidos do corpo macios e flexíveis e, em virtude da ação de Snehaguna no corpo, afrouxa as ligações entre as células minúsculas. Alivia a obstipação e facilita a passagem fácil das fezes, da urina e dos gases.

- स्निग्धात्पात्रादयथा तोयमयत्नेन प्रणुद्यते

कफादय: प्रणुद्यन्ते स्निग्धाद्देहात्तथौषधै: (C.Si.6/11)

Tal como a água pode ser facilmente removida de um recipiente untuoso, da mesma forma, o Kaphadi Dosha pode ser facilmente removido com medicamentos do corpo

- स्निग्ध: स्विन्नस्य भैषज्यैर्दोषस्तूत्क्लेशितो बलात्

निलीयते न मार्गेषु स्निग्धे भाण्डे यथोदकम् (Su.Chi.33/40)

Snigdha.

Os Dosha que estão separados por Snehana, Swedana e Bhaishajya não aderem entre eles, tal como a água num recipiente untuoso.

- क्लिष्टं वासो यथोत्क्लेश्य मल: संशोध्यतेऽम्भसा

स्नेहस्वेदैस्तथोत्क्लेश्य शोध्यते शोधनैर्मल: (C.Si.6/12)

Da mesma forma que um pano sujo tratado com água o limpa da sujidade, os medicamentos

Sneha, Sweda e Shodhana purificam o corpo do Mala.

- स्नेहस्वेदौ अनभ्यस्य कुर्यात् संशोधनं तु यः

  दारु शुष्कमिवानामे शरीरं तस्य दीर्यते (Su.Chi.33/47)

Uma pessoa sofre gravemente se tentar Samshodhana sem preparação com Sneha-Sweda, tal como uma madeira seca.

- स्नेहो हितो दुर्बलवह्निदेहसंधुक्षणे व्यधिनिपीडितस्य

  बलान्वितौ भोजनदोषजातैः प्रमार्दितं तौ सहसा न साध्यौ (Su.Chi.31/57)

Sneha é a forma ideal de alimento, bem como Bheshaja para superar Daurbalya de Deha e Agni da pessoa Vyadhita. Quando se atinge Bala, as discrepâncias de Ahara não o afectam facilmente.

- कर्मणां वमनादीनामन्तरेष्वन्तरेषु च

  स्नेहस्वेदौ प्रयुञ्जीत स्नेहं चान्ते प्रयोजयेत् (C.Si.6/7)

Snehana e Swedana devem ser usados nos intervalos durante Vamana e Virechana e, uma vez terminado o Shodhana Karma, Sneha deve ser usado para Balaprapti.

- स्नेहमेव परं विद्याद्दुर्बलानलदीपनम्

  नालं स्नेहसमिद्धस्य शमायान्नं सुगुर्वपि (C.Chi15/201-202)

- क्षीणानां त्वामयैराग्निदेहसंधुक्षणक्षमान् (A.H.Su.22/45)

Sneha é uma forma definitiva de terapia para aumentar Agni.

Bahya Snehana Karmukata

- सिरामुखैः रोमकूपैर्धमनीभिश्च तर्पयन्

  शरीरबलमाधत्ते युक्तः स्नेहोऽवगाहने (Su. Chi.24/33)

  Snehavagahana transmite Dehabala através do percurso de Siramukha, Romakupa e Dhamani.

- शुष्काण्यापि हि काष्ठानि स्नेहस्वेदोपपादनैः

  नमयन्ति यथान्यायं किं पुनर्जीवितो नरान् (C.Su.14/5)

A madeira seca, quando tratada com Sneha e Sweda, pode ser torcida. Então é altamente possível conseguir o mesmo efeito num ser vivo.

Abhyantara e Bahya Snehana Karmukata

- दीप्तान्तराग्निः परिशुद्धकोष्ठः प्रत्यग्रधातुर्बलवर्णयुक्तः

  दृढेन्द्रियो मन्दजरः शतायुः स्नेहोपसेवी पुरुषो भवेत्तु (Su.Chi.31/56)

- दीप्तान्तराग्निः परिशुद्धकोष्ठः प्रत्यग्रधातुर्बलवर्णयुक्तः

  दृढेन्द्रियो मन्दजरः शतायुः स्नेहोपसेवी पुरुषः प्रदिष्टः (A.H.Su.22/46)

Agnideepti (amplificação dos fogos corporais), Parishuddhakoshtha (limpeza de Koshtha Marga), Pratyagradhatu (boa qualidade dos tecidos corporais), Bala (força), Varna (tez), Drudhendriya (órgãos sensoriais em óptimas condições de funcionamento até muito tempo), Mandajara (efeitos retardados do envelhecimento) são todos alcançados com a Terapia Snehana. Uma pessoa vive até aos cem anos de idade.

Capítulo 13
13. Digestão, absorção e metabolismo das gorduras
Digestão das gorduras:

A nossa alimentação contém sobretudo triglicéridos em abundância.

Triglicérido = uma molécula de glicerol + 3 moléculas de ácidos gordos

As lipases são as enzimas que dividem os triglicéridos e os fosfolípidos. Uma parte da digestão dos lípidos tem lugar no estômago através da ação da lipase lingual e gástrica. A maior parte da digestão dos lípidos ocorre no intestino delgado com a ajuda da lipase pancreática.

Antes da digestão, um grande glóbulo lipídico contendo triglicéridos é submetido a emulsificação, ou seja, um grande glóbulo lipídico é dividido em muitos glóbulos lipídicos pequenos. Isto é conseguido com a ajuda dos sais biliares contidos na bílis. Os sais biliares (sais de sódio e de potássio dos ácidos biliares) são anfipáticos. Têm regiões hidrofóbicas (não polares) e hidrofílicas (polares). A região hidrofóbica dos sais biliares interage com os grandes glóbulos lipídicos e a região hidrofílica interage com o quimo intestinal aquoso. Consequentemente, o grande glóbulo lipídico é dividido em vários glóbulos lipídicos pequenos. Estes pequenos glóbulos lipídicos proporcionam uma grande área de superfície para a ação eficaz da lipase pancreática. A lipase pancreática decompõe os triglicéridos em ácidos gordos (cadeia curta e cadeia longa) e monoglicéridos. **Absorção de gorduras:**

Todos os **lípidos alimentares** são absorvidos por **difusão simples**.

Após a emulsificação e a digestão, os triglicéridos são principalmente decompostos em monoglicéridos e ácidos gordos. Os ácidos gordos podem ser ácidos gordos de cadeia curta ou ácidos gordos de cadeia longa. Embora de natureza hidrofóbica, os ácidos gordos de cadeia curta dissolvem-se no **quimo intestinal** aquoso devido ao seu tamanho muito pequeno. Passam através das células de absorção do intestino delgado por difusão simples e entram nos capilares sanguíneos das vilosidades.

Os ácidos gordos de cadeia longa e os monoglicéridos são grandes e hidrofóbicos. Não conseguem atravessar os poros das paredes dos capilares. Os sais biliares presentes na solução intestinal tornam-nos mais solúveis, envolvendo-os e formando pequenas esferas chamadas **micelas.** As regiões hidrofóbicas dos sais biliares interagem com os ácidos gordos e monoglicéridos de cadeia longa e as regiões hidrofílicas dos sais biliares interagem com o quimo intestinal aquoso.

As micelas deslocam-se do lúmen do intestino delgado para a borda em escova das células de absorção. Aqui os ácidos gordos de cadeia longa e os monoglicéridos difundem-se das micelas para as células de absorção. As micelas continuam este transporte de ácidos gordos de cadeia longa e monoglicéridos do lúmen intestinal para as células de absorção. As micelas também solubilizam as vitaminas lipossolúveis e o colesterol presentes no quimo intestinal e ajudam na sua absorção.

No interior das células de absorção, os ácidos gordos de cadeia longa e os monoglicéridos são recombinados para formar triglicéridos. Estes combinam-se com fosfolípidos e colesterol e são revestidos por proteínas. Estas grandes massas esféricas (cerca de 80 nm) são designadas por quilomícrons. Os quilomícrons deixam as células de absorção por exocitose. São muito grandes e, por isso, não conseguem entrar nos capilares sanguíneos. Entram nos canais lacteos e são transportados para o ducto torácico através dos vasos linfáticos. Entram no sangue através da veia subclávia esquerda. A camada de proteína hidrofílica que envolve cada quilomícrons mantém-nos suspensos no sangue e impede-os de se colarem uns aos outros. Os quilomícrons são então removidos do sangue para o fígado e para o tecido adiposo. Uma enzima ligada às células endoteliais capilares, denominada **lipase lipoproteica**, decompõe os triglicéridos dos quilomícrons e de outras lipoproteínas em ácidos gordos e glicerol. Os ácidos gordos difundem-se nos hepatócitos e nas células adiposas e combinam-se com o glicerol durante a ressíntese dos triglicéridos. Cerca de metade dos quilomícrons já foram eliminados do sangue 10 minutos após a absorção.

Metabolismo lipídico:

A maior parte dos lípidos são apolares e, por isso, hidrofóbicos. Tornam-se solúveis em água ao combinarem-se com proteínas, as chamadas lipoproteínas. As lipoproteínas são partículas esféricas com um invólucro exterior de proteínas chamadas apoproteínas, fosfolípidos e moléculas de colesterol que envolvem o núcleo interior de triglicéridos e outros lípidos. As apoproteínas são designadas pelas letras A, B, C, D e E e por um número. Têm uma função específica para além da solubilização dos lípidos. As lipoproteínas são veículos de transporte que disponibilizam os lípidos quando são necessários e os retiram da circulação quando não são necessários. São classificadas em quatro tipos, consoante a sua densidade e a relação entre gorduras e proteínas: quilomícrons, VLDLs, LDLs e HDLs.

Quilócronos - Os quilócronos formam-se nas células epiteliais da mucosa do intestino delgado e transportam as gorduras digeridas para o tecido adiposo através da linfa e depois do sangue. À medida que os quilomícrons circulam através dos capilares do tecido adiposo, a sua enzima apoproteína remove os ácidos gordos dos triglicéridos dos quilomícrons. Os ácidos gordos livres são absorvidos pelo tecido adiposo para síntese e armazenamento sob a forma de triglicéridos e pelas células musculares para formar moléculas de ATP. Os hepatócitos removem os restos de quilomícrons.

Lipoproteínas de muito baixa densidade (VLDL) - As VLDL formam-se nos hepatócitos e contêm lípidos **endógenos**. Transportam os triglicéridos sintetizados nos hepatócitos para serem armazenados no tecido adiposo. Também perdem triglicéridos por ação da enzima apoproteína e os ácidos gordos resultantes são absorvidos pelas células adiposas para armazenamento e pelas células musculares para produção de ATP. **LDL -** Transportam cerca de 75% do colesterol total no sangue e entregam-no às células de todo o corpo para ser utilizado na reparação da membrana celular e na síntese de hormonas esteróides e sais biliares. Quando em excesso, depositam colesterol no interior e à volta das fibras musculares lisas das artérias e aumentam o risco de DAC (mau colesterol).

HDL - Removem o excesso de colesterol das células do corpo e do sangue e transportam-no para o fígado para ser eliminado (colesterol bom).

Capítulo 14

14. Técnicas e terapias contemporâneas de massagem

Técnicas gerais aplicadas na massagem terapêutica

* **O deslizamento longitudinal** é uma técnica de massagem básica mas eficaz, administrada na direção do fluxo sanguíneo. Ajuda a dispersar o fluido do local da lesão, reduzindo assim a inflamação e o inchaço. É extremamente útil para relaxar os músculos tensos.

* **O amassamento** é efectuado de várias formas e é descrito pela parte da mão utilizada para realizar a massagem, por exemplo, amassamento com o polegar e amassamento com a palma da mão. A pressão utilizada varia consoante o objetivo da massagem e o volume dos tecidos a tratar. O ritmo e a velocidade do movimento de amassar são importantes, uma vez que a pressão é aplicada de forma intermitente.

* **A libertação miofascial** é uma técnica manual para esticar a fáscia localizada entre a pele e a estrutura subjacente de músculo e osso que cobre e liga os músculos, órgãos e estruturas esqueléticas do nosso corpo. Lesões, stress, traumas e má postura podem afetar a fáscia, e o objetivo da libertação miofascial é libertar, relaxar e restaurar o tecido fascial.

* **A terapia dos pontos de gatilho** é uma técnica que consiste em aplicar pressão sobre o tecido muscular sensível, a fim de aliviar a dor e a disfunção noutras partes do corpo. Os pontos de gatilho são normalmente nós musculares e são centros activos de hiperatividade muscular

* **A fricção transversal** é uma terapia transversal do tecido conjuntivo aplicada diretamente pelos dedos. As fricções transversais utilizam uma pressão oscilante aplicada na direção das fibras do tecido. Esta técnica é utilizada principalmente em lesões de tendões ou ligamentos para ajudar a quebrar o tecido cicatricial espesso e doloroso. Se estas lesões não forem reduzidas, podem causar mais irritação e degeneração mais rapidamente do que o esperado.

* **A compressão rítmica** nos músculos é utilizada para criar uma hiperemia profunda e um efeito de amolecimento nos tecidos. É geralmente utilizada como aquecimento para um trabalho de massagem mais profundo e específico.

* **As técnicas de fricção transversal** são aplicadas para criar um efeito de alongamento e alargamento em grandes grupos musculares ou em tecidos musculares e conjuntivos específicos. A fricção transversal profunda é aplicada para reduzir as aderências.

Tipos de massagem

* **A massagem sueca** é a categoria de massagem mais reconhecida e utilizada. A massagem sueca baseia-se nos conceitos ocidentais de anatomia e fisiologia, em comparação com o estilo centrado na energia, mais comum nas formas de massagem asiáticas. As técnicas variam de ligeiras a vigorosas. As técnicas de massagem sueca utilizam movimentos longos (effleurage - deslizamento ou deslizamento), amassamento (petrissage), fricção (fibras cruzadas ou com as fibras), batimento (tapotement - batimento rítmico), percussão, vibração e movimentos de agitação. É útil para reduzir a dor e a rigidez das articulações, melhorando assim a função em doentes com osteoartrose do joelho. Ajuda a relaxar os músculos e a aliviar a tensão superficial. Ajuda também a estimular a circulação em todo o corpo

    A sequência habitual de técnicas é a seguinte:

    J **Effleurage**: Toques de deslizamento com as palmas das mãos, os polegares e/ou as pontas dos dedos

- *J* **Petrissage**: Movimentos de amassar com as mãos, polegares e/ou dedos
- *J* **Atrito**: Pressões circulares com as palmas das mãos, polegares e/ou dedos
- *J* **Vibração**: Movimentos oscilatórios que agitam ou fazem vibrar o corpo
- *J* **Percussão**: Hackeamento ou batida rápida
- *J* **Movimentos passivos e activos**: Flexão e alongamento

- **A Massagem de Aromaterapia** é uma massagem sueca que utiliza óleos essenciais extraídos de flores e outras partes de plantas juntamente com o óleo de massagem. Estes óleos oferecem um aroma agradável e acredita-se que têm propriedades curativas. Os efeitos calmantes da massagem de aromaterapia podem beneficiar uma variedade de condições, incluindo dores de cabeça, insónias, certos distúrbios digestivos, dores de costas e até sintomas pré-menstruais.
- **A Massagem Deep Tissue** tem como objetivo aliviar a tensão nas camadas mais profundas do tecido muscular e da fáscia. Utiliza técnicas de amassamento mais intensas do que a sueca. A massagem de tecidos profundos é ideal para libertar tensões crónicas e também ajuda a melhorar a amplitude de movimentos.
- **A Massagem com Pedras Quentes** utiliza pedras de basalto aquecidas que são mantidas nas costas do paciente para ajudar a derreter as zonas tensas e os nós musculares. Para além de ajudar a aliviar as zonas tensas, o calor das pedras ajuda a melhorar a circulação sanguínea
- **A Massagem Desportiva** foi especificamente concebida para atletas. É uma variação da massagem sueca que trata as dores causadas por movimentos repetitivos e ajuda as pessoas activas a recuperarem mais rapidamente do stress e das lesões. Oferece tempos de recuperação mais rápidos nos treinos, melhor amplitude de movimentos e melhor desempenho
- **A massagem Shiatsu** é um estilo de massagem japonês que tem como objetivo eliminar os bloqueios que impedem a força energética do corpo, o "Qi", de fluir livremente. Os terapeutas utilizam muitas técnicas diferentes, muitas vezes empregando os cotovelos, joelhos e até mesmo os pés, enquanto trabalham a tensão das costas, articulações e membros. A massagem Shiatsu é considerada uma excelente forma de libertação do stress, promovendo a circulação e a produção de oxitocina.
- **A massagem dos pontos de gatilho** visa eliminar a tensão crónica localizada nas profundezas dos músculos. É excelente para a dor que irradia de um ponto específico (ou pontos). Alivia a dor causada pela ciática, problemas na coifa dos rotadores, articulações rígidas, fascite plantar e outros problemas específicos.
- **A Reflexologia** é uma forma especializada de massagem dos pés em que são estimulados pontos precisos nos pés. Acredita-se que estes pontos estão correlacionados com outros órgãos e sistemas corporais. Ajuda no livre fluxo de energia em todo o corpo, aliviando as obstruções.
  - **A massagem dos pés** tem como objetivo proporcionar alívio aos pés sobrecarregados.
- **A massagem tailandesa** inclui a realização de uma série de alongamentos intensos no paciente por parte do praticante.

Livros de referência

Charak Samhita
Sushruta Samhita
Ashtanga Hrudaya
Sharangadhar Samhita
Chakradatta
Sahasrayoga
Bhavaprakasha
Ayurvediya Panchkarma Vidnyana (Hindi) - Vaidya Haridas Kasture
Ayurvediya Panchkarma-Chikitsa - Acharya Mukundilal Dwivedi
Panchkarma Chikitsa Vidnyanam - Dr. T. L. Devraj
Tratamento ayurvédico tradicional de Kerala - Dr. Poornima Bhat
Chikitsa Sangraha - Vaidyaratna P.S.Varier
Keraliya Panchkarma Vidnyanam - Dr. T. L. Devraj
Panchkarma - Um guia para procedimentos de tratamento em Ayurveda - Departamento de Kayachikitsa, V.P.S.Varier Ayurveda College, Kottakkal
Dravyaguna Vidnyaan - A. Priyavrat Sharma
Ayurvediya Shabdakosha - Tarkteertha Lakshmanshastri Joshi
Princípios de Anatomia e Fisiologia -Toratora

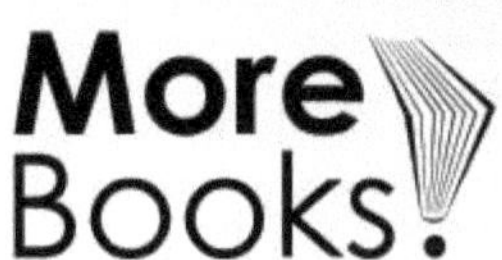

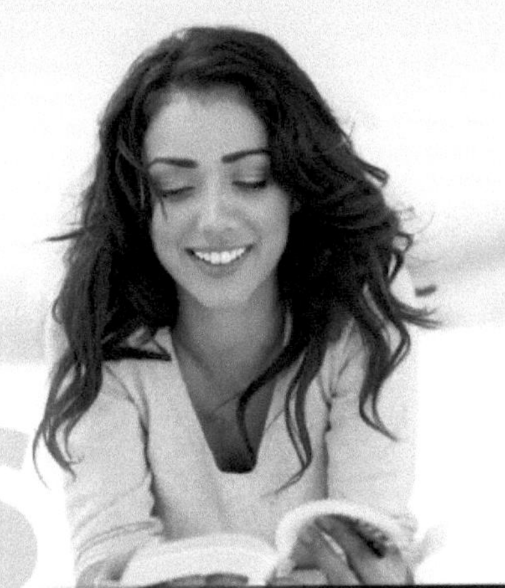

yes

Buy your books fast and straightforward online - at one of world's fastest growing online book stores! Environmentally sound due to Print-on-Demand technologies.

Buy your books online at
www.morebooks.shop

Compre os seus livros mais rápido e diretamente na internet, em uma das livrarias on-line com o maior crescimento no mundo! Produção que protege o meio ambiente através das tecnologias de impressão sob demanda.

Compre os seus livros on-line em
www.morebooks.shop

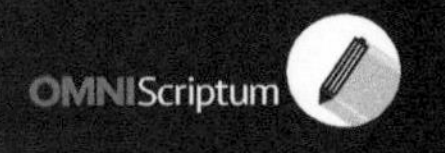

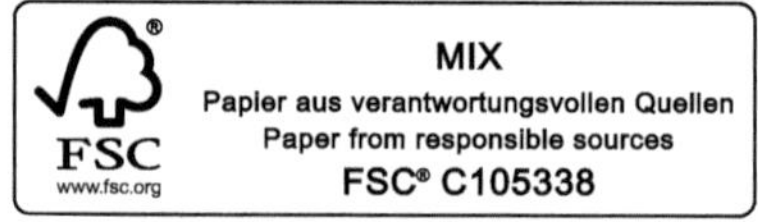

Printed by Books on Demand GmbH, Norderstedt / Germany